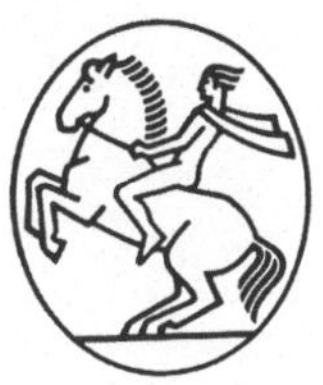

Th. Meißel, R. Gross, W. Brosch (Hrsg.)

Betreuungskontinuität in der Psychiatrie

Springer-Verlag Wien New York

Prim. Dr. Th. Meißel
OA Dr. R. Gross
OA Dr. W. Brosch
NÖ Landesnervenklinik Gugging
Maria Gugging, Österreich

Gedruckt auf säurefreiem, chlorfrei gebleichtem Papier – TCF

Mit 8 Abbildungen

Die Deutsche Bibliothek – CIP-Einheitsaufnahme

Betreuungskontinuität in der Psychiatrie / Th. Meißel . . . –
Wien ; New York : Springer, 1994
ISBN-13:978-3-211-82611-9 (Wien)
NE: Meißel, Theodor [Hrsg.]

ISBN-13:978-3-211-82611-9   e-ISBN-13:978-3-7091-9370-9
DOI: 10.1007/978-3-7091-9370-9

Vorwort

Im November 1993 fand in der Niederösterreichischen Landesnervenklinik Gugging eine Tagung mit dem Titel „Betreuungskontinuität
in der Psychiatrie" statt. In diesem Buch sind die Gastreferate dieser Tagung – zum Teil etwas überarbeitet – zusammengefaßt und ergänzt durch
eine Reihe von Arbeiten von Gugginger Mitarbeitern zu verschiedenen
theoretischen und praktischen Aspekten sozialpsychiatrischer Arbeit in
einer Versorgungsstruktur mit der zentralen Idee persönlicher Betreuungskontinuität.

Wir danken Herrn Raimund Petri-Wieder und seinen Kolleginnen
und Kollegen vom Springer-Verlag Wien New York für die freundliche
Unterstützung bei dieser Publikation, Frau Edith Mitsch, Frau Melitta
Markhart und Herrn Josef Schilhawy für die organisatorische und re-
daktionelle Mitarbeit. Wir danken der NÖ Landesnervenklinik Gugging,
dem Land Niederösterreich und der Firma Janssen Pharmaceutica für
ihre großzügige finanzielle Hilfe, die uns die Veröffentlichung dieses
Buches ermöglichte.

Die Autoren widmen es Alois Marksteiner, dem Initiator der Psychiatriereform in Niederösterreich. Er war von 1954 bis 1993 in der Niederösterreichischen Landesnervenklinik Gugging tätig, seit 1975 als ärztlicher Direktor. Ihm verdankt Niederösterreich eine radikale Umstrukturierung von einer anstaltsorientierten zentralistischen Psychiatrie mit
fast fehlender ambulanter Versorgung hin zu einer modernen sozialpsychiatrischen Versorgungsstruktur im Sinn einer Dezentralisierung,
Sektorisierung und neuer therapeutischen Orientierung, einer durch ihn
gezielt in die Wege geleiteten psychotherapeutisch verstandenen Sozialpsychiatrie.

Die Autoren dieses Buches sind Gugging seit Jahren als Mitarbeiter,
Supervisoren, Lehranalytiker und Mitkämpfer der Psychiatriereform verbunden. Ihre Beiträge zu dieser Festschrift für Alois Marksteiner sind Ausdruck einer jahrelangen Beziehungskontinuität über alle Interessensge-
gensätze und persönlichen Konflikte hinweg. Unsere Widmung für Alois
Marksteiner ist Zeichen der Achtung, Dankbarkeit und freundschaftlichen
Zuneigung.

Th. Meißel, R. Gross, W. Brosch

Inhaltsverzeichnis

Aus der Praxis der Betreuungskontinuität

Betreuungskontinuität im Medium der Kunst

Einführung

Th. Meißel

Das Gugginger Modell einer sozialpsychiatrischen Versorgungsstruktur mit der zentralen Institution des Sektorarztes, der für die stationäre Behandlung der Patienten eines Sektors und gleichzeitig für die ambulante Nachbetreuung seiner Sektorpatienten zuständig ist, bietet den Patienten die Möglichkeit einer kontinuierlichen Behandlung über längere Zeit und Krisensituationen hinweg, gibt andererseits den Therapeuten die Möglichkeit, über einen längeren Zeitraum mit der gleichen Patientengruppe zu arbeiten, damit die Möglichkeit, Phasen der Wechselbeziehungen über einen längeren Zeitraum zu erleben, eine faszinierende Aufgabe und anstrengende Arbeit zugleich.

Das Gugginger Modell war eigentlich eine Sparvariante der Psychiatriereform. Weil die Errichtung von Psychosozialen Diensten mit dort vollbeschäftigten Psychiatern nicht möglich war, bekamen die im Krankenhaus für die Patienten eines Sektors zuständigen Ärzte Zusatzverträge für die Arbeit in der jeweiligen Beratungsstelle des Psychosozialen Dienstes ihres Sektors (konkret für ein – zwei Nachmittage pro Woche), was den Effekt einer personellen Betreuungskontinuität zur Folge hatte, immerhin ähnlich dem Modell psychiatrischer Versorgung, das in Frankreich als „unite de soins" eingeführt worden war. Alois Marksteiner hatte damals aus der Not eine Tugend gemacht.

Aber wenn Politik die Kunst des Machbaren ist, ist es die Kunst der Politik, aus dem Machbaren etwas Brauchbares, Chancen Eröffnendes, Zukunftsweisendes zu machen, etwas, das nichts verbaut, festschreibt, verspielt durch starre Regeln im Dienst von Opportunität, Ideologien, Machtbedürfnissen, kollektiven Ängsten. Die das Gugginger Modell konstituierende Idee der Betreuungskontinuität bietet Rahmen für therapeutische Wechselbeziehungen, Entwicklungsmöglichkeiten für die Patienten wie für die psychiatrische Institution. Sie bietet Chance für Dynamik, Chance, daß Schwierigkeiten und Konflikte zu Tage treten können, erlebbar und bewältigbar werden.

In solchem Sinn ist Betreuungskontinuität kein sicheres Rezept des Gelingens, sondern nur günstige Bedingung dafür, die die Analyse der Probleme, das Standhalten und die kreative Bewältigung nicht erspart, ja die Idee selbst ist natürlich immer wieder in Frage zu stellen, allerdings nie in der Situation eines aktuellen Konfliktes, in dem man sich Diskontinuität als eine verführerische Lösung vorgaukelt.

Man muß sich auch klar sein, daß die Leitidee der Betreuungskontinuität den Verzicht bedeutet, anderen Ideen Priorität zu geben, zum Beispiel der Spezialisierung therapeutischer Einrichtungen für einzelne, oft privilegierte oder bestimmte Therapeuten besonders interessierende Patientengruppen. Im wesentlichen denken wir, daß unser Modell mit der Leitidee der Betreuungskontinuität anderen Modellen gegenüber wesentliche Vorteile hat, ganz einfach, weil es in der psychiatrischen Therapie immer um Beziehungen geht und man Zeit braucht, daß wirksame Prozesse stattfinden können.

Wenn man die psychiatrische Institution im Sinn von Mentzos als kollektive Abwehrstruktur gegen psychotische Phänomene versteht, ist es umso notwendiger, sie so zu organisieren, daß Dynamik möglich, Ambivalenz erfahrbar und Konflikte bewältigbar bleiben, soll sie nicht in fixen Formen erstarren. Dieser erstarrenden Tendenz der Psychiatrie hat unsere stete kritische Aufmerksamkeit zu gelten und es ist notwendig, daß dabei die Gesellschaft wach bleibt, was natürlich bedeutet, daß sie die Verantwortung für die psychiatrisierenden Tendenzen übernimmt, die ja von ihr her kommen.

Die Leitidee der Betreuungskontinuität ermöglicht und erleichtert die Institution der Psychiatrie als therapeutisches Setting zu verstehen, als konstruktive Rahmenbedingung für die therapeutische Beziehung. Ein solches Verständnis der Psychiatrie als therapeutisches, was immer auch heißt psychotherapeutisches Setting, wie es etwa Paul Janssen, einer der inoffiziellen Lehrmeister von Gugging formulierte, ist für uns alle in der Psychiatrie Tätigen auch wichtig und notwendig für eine positive Beziehung zur psychiatrischen Institution, in der wir arbeiten und die wir aber auch den Patienten und der Außenwelt gegenüber repräsentieren, also letztlich wichtig für unser eigenes Selbstverständnis.

Je besser wir so nämlich unsere Arbeit in der Institution positiv therapeutisch definieren können, desto eher können wir uns eine Abspaltung der „bösen" Psychiatrie in uns ersparen, können wir darauf verzichten, uns an verleugneten, selbstsüchtigen therapeutischen Größenphantasien zu orientieren, der „bösen" Psychiatrie, bestimmten Mitarbeitergruppen oder bestimmten Psychiatriemethoden den jeweils Schwarzen Peter zuzuspielen, um uns selbst pseudogut fühlen zu können, wobei wir uns allerdings unserer therapeutisch notwendigen, aggressiven Komponenten entledigen.

Im vorliegenden Buch haben Autoren aus unterschiedlichen Gesichtspunkten verschiedene theoretische und praktische Aspekte sozialpsychiatrischer Arbeit im Hinblick auf angestrebte oder mehr oder weniger gewährleistete Betreuungskontinuität abgehandelt.

Im ersten Beitrag dieses Buches faßt R. Danzinger die Grundideen dessen zusammen, was man mit Betreuungskontinuität in der Psychiatrie verbindet, und stellt das Gugginger Modell psychiatrischer Versorgungsstruktur genauer vor.

Der erste Hauptteil des Buches beschäftigt sich mit Planung und Entwicklung in der Psychiatrie im Spannungsfeld zwischen Utopie und Wirklichkeit. L. Toresini ermahnt an die unverzichtbaren Utopien menschlichen Handelns, während H. Katschnig aus der Sicht des reformerfahrenen Sozialpsychiaters aktuelle Planungsnotwendigkeiten in der Psychiatrie resümmiert. W. Brosch, E. Skale und K. Luss bringen eine systematische Zusammenstellung des Verhältnisses von Psychiatrie und Psychotherapie, die W. Brosch in einer folgenden Arbeit in das oft überraschende Licht der Praxis stellt.

Der zweite Teil des Buches beschäftigt sich mit Fragen von Zeit in der Psychiatrie. J. Shaked bringt eine klassisch psychoanalytische Untersuchung des Zeitlichen, danach H. Donat eine Analyse der Person des Therapeuten in therapeutischen Beziehungen, in denen viel Zeit vergeht, nämlich den Beziehungen zu chronischen Patienten. R. Schindler stellt die Frage nach der Unausweichlichkeit von schizophrenen Persönlichkeitsabwandlungen im Lauf der Zeit, während W. Pöldinger mit tiefenpsychologischen Überlegungen über Entwicklungstendenzen des Menschlichen diesen Themenbereich abschließt.

Im dritten Teil wird die Stellung der Psychiatrie zwischen Öffentlichkeit und persönlicher therapeutischer Verantwortung abgehandelt. Th. Meißel, M. Huf und W. Grill beschäftigen sich mit der Frage von gesellschaftlicher Legitimität der Psychiatrie, nach deren konstituierenden Elementen und deren Grenzen. G. Eichberger, M. D. Bayer und L. Seidl gehen dieser Frage nach, indem sie die Arbeit mit Angehörigen unter den beiden zum Teil widersprüchlichen Aspekten der therapeutischen Arbeit mit ihnen als Teil der Arbeit mit dem Patienten und dem gesellschaftspolitischen Verhältnis der Psychiatrie zu den Angehörigen und deren politischen Organisationen untersuchen. J. Bittner beschreibt die innere Öffentlichkeit der Psychiatrie, die psychiatrische Station als unmittelbare gesellschaftliche Umgebung der einzelnen Mitarbeiter, die als Team zu gestalten ist. Ausgehend von einer Analyse der rechtlichen Situation der Psychiatrie als Ausdruck gesellschaftlicher und politischer Tendenzen stellt R. Gross dieser Analyse die praktischen Erfahrungen des Sozialpsychiaters gegenüber.

Damit leitet er zum vierten Teil des Buches über, Darstellungen aus Bereichen der Praxis der Betreuungskontinuität. Wenn in diesem Buch immer wieder vom „Gugginger Modell" die Rede war, so nie in dem Sinn, daß es eine optimale sozialpsychiatrische Versorgungsstruktur darstelle. Modell ist höchst werkstatthaft zu verstehen, das Gugginger Modell ist nach wie vor noch in Arbeit, mangelhaft, oft arg beschränkt, ausbau- und zum Teil revisionsbedürftig. Modellhaft im Sinn von vorbildlich ist es für uns allerdings durch die hier behandelte zentrale Idee der Betreuungskontinuität in all ihren Schwierigkeiten, aber allen Möglichkeiten, wie wir in Erfahrung bringen konnten.

Aus solcher Erfahrung beschreiben Th. Meißel und W. Grill die konkrete Situation des Sozialpsychiaters in langjährigen therapeutischen Beziehungen und stellen diese in einen theoretischen Rahmen. A. Stelzer schildert sehr persönlich und anschaulich Kontinuität und Veränderung der psychiatrischen Zentralinstitution, der Anstalt, aus der Sicht einer erfahrenen psychiatrischen Krankenschwester. G. Vanura macht deutlich, wie gezielte gerontopsychiatrische Arbeit im Krankenhaus der konsequenten Übernahme sozialpsychiatrischer Konzepte bedarf, die eben auch Betreuungskontinuität gewährleisten können. P. Stöger, M. Willms, E. Mückstein stellen ihre Initiative vor, in der sozialpsychiatrischen Arbeit die bislang völlig vernachlässigten Kinder der Patienten einzubeziehen.

L. Navratil, als Gründer des Hauses der Künstler international bekanntester Vertreter Guggings, beschließt dieses Buch mit einer Darstellung seiner Arbeit mit diesen Künstlern unter unseren Patienten, sensibler, geduldiger, kompetenter therapeutischer Arbeit mit ihnen in jahrelanger Kontinuität.

Betreuungskontinuität

R. Danzinger

Was heißt Betreuungskontinuität?

Das Credo der inzwischen längst in ein ehrwürdiges Alter gekommenen Sozialpsychiatrie bekennt sich dazu, daß der Patient nicht nur im Krankenhaus, sondern weitgehend auch in dezentralen, regionalen Diensten betreut und behandelt werden soll. Die Verwirklichung dieser Forderung bringt auch mehr oder weniger Kontinuität der psychiatrischen Begleitung des einzelnen Patienten auf seinem schwierigen und dornigen Lebensweg mit sich.

Betreuungskontinuität wird dabei sehr unterschiedlich definiert.

Von einem eher technokratischen Standpunkt aus kann darunter ein möglichst differenziertes und reichhaltiges psychiatrisches Angebot für alle verschiedenen Zustandsbilder, die ein Patient im Laufe seiner Erkrankung durchmacht, verstanden werden, sozusagen ein Supermarkt der Psychiatrie. Auf den Regalen dieses Supermarktes finden sich in den Abteilungen Wohnen, Arbeit, Freizeit, Medikamente etc. vielfältige Spezialangebote: stationäre und ambulante Behandlungen, Wohnheime, Tageskliniken, Kriseninterventionsstellen etc. – dasselbe unter verschiedenen Namen, verschiedene Dinge unter dem selben Namen.

Obwohl es natürlich gerade bei den oft drastisch wechselnden Betreuungsbedürfnissen psychisch Kranker wichtig ist, nicht das Falsche, nicht zu wenig oder zu viel Hilfe anzubieten, kommt bei dieser technokratischen Sicht ein zweiter Aspekt der Betreuungskontinuität manchmal etwas zu kurz: die Kontinuität der persönlichen Beziehung zu den Betreuern.

Auch darunter kann man verschiedenes verstehen. Zunächst kann es heißen, daß die psychiatrischen Ressourcen gut koordiniert sein sollen. In einem dichtgeknüpften Netzwerk soll klar sein, welcher Betreuer jeweils für einen Patienten zuständig ist und der Wechsel des Patienten von einem zum andern soll reibungslos im Sinne der therapeutischen Kette ablaufen.

Die Betreuungskontinuität nimmt zu, wenn ein bestimmtes Team von Ärzten, Sozialarbeitern und Pflegern für ihre Patienten zuständig ist, Betreuungspflicht hat. Eine weitere Intensivierung der Betreuungskontinuität entsteht, wenn eine bestimmte Einzelperson für die Begleitung eines bestimmten Patienten verantwortlich ist.

Was sind die Vor- und Nachteile der Betreuungskontinuität?

Die organisatorischen Vorteile der Betreuungskontinuität liegen auf der Hand. Komplexe Informationen über das Schicksal eines Patienten und über seine Fähigkeiten, mit seiner Behinderung umzugehen, müssen nicht ständig neu erworben bzw. zeitaufwendig weitergegeben werden. Durch die Verantwortlichkeit eines bestimmten Betreuers ist das Abschieben lästiger und schwieriger Patienten, was ja die wichtigste Strategie im Umgang unserer Gesellschaft mit psychisch Kranken ist, weniger leicht möglich.

Die langfristige Beobachtung desselben Patienten ermöglicht eine realistischere Einschätzung seiner Behinderungen und Fähigkeiten und damit eine gezieltere Förderung. Der Kontakt zur Familie des Patienten, zu seinen Freunden und Nachbarn kann leicht aufrechterhalten werden.

Unweigerlich sind mit diesen offensichtlichen Vorteilen jedoch auch gewisse Nachteile verknüpft:

Die Begleitung des Patienten durch alle Phasen seiner Krankheit mit ihren vielfältigen medizinischen, finanziellen und familiären Krisen führt zu einer Despezialisierung des begleitenden psychiatrischen Personals. Immer mehr soll der begleitende Betreuer ein Allround-Experte sein, der sich bei neuroleptischer Behandlung, bei Problemen des akuten Delirium tremens ebenso auskennt wie in der Familientherapie, Beschäftigungstherapie oder in der Anwendung der Sozialhilfegesetze. Zudem soll er Patienten unterschiedlichster diagnostischer Gruppen und Patienten aus verschiedenen sozialen Schichten zugleich behandeln.

Diese Probleme werden reichlich durch die großen psychologischen Vorteile der Betreuungskontinuität aufgewogen. Durch den intensiveren Kontakt wächst eine vertrauensvolle, tragfähige therapeutische Beziehung. Im Schutzraum dieser Beziehung kann der Patient seine typischen Konflikte, die ihn womöglich immer wieder zum Scheitern bringen, inszenieren, vielleicht im Sinne einer Nachreifung teilweise auch korrigieren. Er wird als einheitliche Person akzeptiert, nicht nur wegen seiner Symptome beachtet. Umgekehrt lernt der Patient konstante positive, aber auch kritische Zuwendung von ein und derselben Person anzunehmen, anstatt – wozu gerade Psychotiker oft neigen – die Personen seiner Umgebung in böse Teufel und gute Engel zu zersplittern.

Natürlich bergen auch diese psychologischen Vorteile der Betreuungskontinuität Gefahren in sich. Freundliche und beschützende Elternfunktionen verschmelzen im Betreuer mit dem Kontrollauftrag der Gesellschaft. Es entsteht eine schwer auflösbare Abhängigkeit des Behinderten von seinem Hilfs-Ich, ähnlich wie wir sie in den Familiensystemen psychisch Kranker oft beobachten können. Man fragt sich, ob nicht gerade bei stark anpassungsgestörten, uneinsichtigen Patienten manchmal eine Aufteilung der eher verstehenden, psychotherapeutischen Begleitung und der eher kontrollierenden medizinisch-sozial administrativen Führung richtiger wäre.

Trotz aller Bedenken scheint in der täglichen Betreuungspraxis schwer desintegrierter, sozial behinderter Psychotiker, der Allround-Experte zur ständigen Begleitung doch die beste Alternative zu sein. Ganz ähnlich ist ja schließlich die Orientierungsfamilie des Patienten, trotz aller Kritik an den Kommunikationsstilen in dieser Familie, oft die einzig mögliche Stelle, an der der Patient außerhalb des Krankenhauses leben kann.

Weitere psychologische Aspekte der Betreuungskontinuität

Im weitesten Sinn kann man alle therapeutischen Bemühungen um den Patienten, seien dies nun sozialpsychiatrische Maßnahmen, psychotherapeutische Angebote, oder biologische Therapien als Reaktionen der Gesellschaft ansehen, die von den Symptomen des Patienten ausgelöst wurden. Diese, sicher fast triviale Sichtweise stellt doch eine Umkehrung der Gedanken der Antipsychiatrie der 60-er und 70-er Jahre dar, welche versuchte, die Symptome des Patienten als Artefakte der Institution Psychiatrie zu erklären. Dabei ist es doch eine sozialpsychologische Banalität, daß Aggressionen kontrollierende soziale Reaktionen, Hilflosigkeit schützende Reaktionen, oder chaotisches Verhalten ordnende Eingriffe auf den Plan rufen. Die Symptome des Patienten können als Appell an die Umgebung angesehen werden. In psychoanalytischer Sprache ausgedrückt, versucht der Patient mittels seiner Symptome seine Umgebung projektiv zu manipulieren. Die Reaktionen der Betreuer können als agierte Gegenübertragungsreaktionen interpretiert werden. Unter Umständen kann man das gesamte Spiel von Therapie und Rehabilitation als agierten, externalisierten Konflikt betrachten.

Innerhalb dieser komplexen Sicht, welche die psychiatrischen Maßnahmen weitgehend als Reaktion auf die Symptome der Patienten betrachtet, spielen langfristige Entwicklungen eine wichtige Rolle. Abhängigkeitsverhältnisse werden von Autonomiestreben abgelöst, Verliebtheit und Hoffung auf wunderbare Hilfe weichen wütender Entwertung der Therapeuten etc. Eben diese Sequenzen spiegeln oft in charakteristischer Weise den therapeutischen Prozeß. Sie können nur dann einigermaßen typisch ablaufen, wenn derselbe Therapeut mit einer bestimmten Konstanz dem Patienten zur Verfügung steht. Dies ist nur in Betreuungssystemen mit einer gewissen Kontinuität möglich.

Erwartungsgemäß kommt es gerade bei Langzeitverhältnissen zu scheinbar unüberwindbaren therapeutischen Widerständen. Schizophrene fühlen sich von zuviel Nähe und Vertrautheit bei längerer Begleitung bedroht, Depressive neigen dazu, bestrafende und entwertende Haltungen auf ihre Betreuer zu projizieren. Die Betreuer reagieren mitunter darauf, indem sie dem Patienten Beziehungsunfähigkeit attestieren. Der Patient wird als distanziert und gefühlskalt, oder als extrem anklammernd charakterisiert. In diesen Beschreibungen des Kontaktverhaltens der Patienten verbirgt sich eine moralische Abwertung der charakteristischen Beziehungswiderstände bestimmter Patienten. Die Störungen dieser Patienten werden mit Regressionen auf frühkindliche Entwicklungsstufen verglichen. In der Entwicklungspsychologie wird die am Ende von Loslösung und Individuation erreichte Objektkonstanz als positiver Entwicklungswert hingestellt. Patienten, die nach Meinung der Therapeuten dazu nicht fähig sind, gelten als dementsprechend behindert. Vergleichbare moralisierende Bewertungen äußern auch von Existenzängsten geplagte Kleinbürger, wenn sie Trennungen und Scheidungen in ihrem Bekanntenkreis verdammen und die Betroffenen als beziehungsunfähig und verantwortungslos verteufeln.

Bei Krisen der Übertragungsbeziehung mit Abwertung der Therapeuten scheint es jedoch kaum besonders sinnvoll, den Patienten als beziehungsunfähig und Versager abzuqualifizieren. Gelingt es in diesen Abwertungen eine charakteristische Übertragungssequenz zu erkennen und zu verstehen, so werden in oft scheinbar aussichtslosen therapeutischen Entwicklungen neue Perspektiven sichtbar. Gelegentlich mit einer gewissen Blindwütigkeit vorgebrachte Äußerungen über die absolute Therapieresistenz von Patienten, Maßnahmen wie Stationsverbote, Hinauswerfen von Patienten, oder sehr überstürzte Überweisungen sind oft verdächtig darauf, daß sie Therapieabbrüche aus einer unkontrollierten, negativen Gegenübertragungsreaktion ausdrücken. Nach Meinung des Autors läßt sich der komplexe Filz von institutionellen Übertragungszusammenhängen noch am ehesten durch ein psychodynamisches Verständnis erhellen.

Gesamtbehandlungspläne im Lichte der Betreuungskontinuität

In der Regel werden Behandlungspläne umso komplexer, je schwerer die psychische Störung ist. Bekanntlich erscheinen schwer psychisch Kranke nicht pünktlich und verläßlich zur Einzelpsychotherapie und kümmern sich nicht um die Bezahlung. Die ganze Vielfalt der notwendigen sozialen psychotherapeutischen und organisatorischen Hilfen vom Spitalsaufenthalt bis zum Medikament muß dem Patienten oft mit mehr oder weniger psychologischem Druck aufgedrängt werden. Stellt man eine zwischenmenschliche Betreuungsbeziehung mit maximaler Kontinuität ins Zentrum all dieser aufgesplitterten vielfältigen Bemühungen, so ist noch am ehesten eine sinnvolle Koordination möglich. Nur aus dem Blickwinkel dieser zentralen psychotherapeutischen Beziehung können die verschiedenen aufgespaltenen Nebenübertragungssysteme verstanden werden.

Verschiedene Hilfen wie geschützte Werkstätten, Neuroleptika, passagere Zwänge oder finanzielle Zuwendungen können im weitesten Sinn als Parameter im Sinne Eisslers angesehen werden. Derlei Parameter müssen vom Standardverfahren her stets als notwendig gewordene Modifikationen der Therapie angesehen werden, die möglichst nur vorübergehend einzuschalten sind. Allzuoft wird bekanntlich vergessen, diese Parameter schrittweise wieder zurückzuziehen, ähnlich wie das Absetzen oder Reduzieren von Medikamenten gelegentlich vergessen wird. Zu lange und unnötig angebotene Unterstützungen wirken mitunter schädlich auf den Patienten, lähmen ihn, machen ihn abhängig und fördern seine Hilflosigkeit.

Die kunstvolle Instrumentierung dieser Parameter, ihre Ausweitung oder Rücknahme kann jedoch nur von einer kontinierlichen therapeutischen Beziehung aus erfolgen.

Welche organisatorischen Maßnahmen erhöhen die Betreuungskontinuität?

So leicht sich die drei wichtigsten Maßnahmen der Betreuungskontinuität auflisten lassen, so schwer sind sie zu verwirklichen.

1. In der psychiatrischen Versorgung muß eine Vielfalt verschiedener differenzierter Dienste angeboten werden. Starre bürokratische Zentralisation geht an den Bedürfnissen des Patienten meist ebenso vorbei wie ein anarchisches Chaos.

2. Sektorisierung der Einzugsgebiete mit einer Betreuungspflicht für die dort gemeldeten Patienten. Nur diese Verpflichtung kann eine gewisse Kontinuität und Gerechtigkeit der Betreuung sichern.

3. Personen, die im Krankenhaus arbeiten, sollen ebenso in der halbstationären als auch in der ambulanten Psychiatrie tätig sein. Diese Forderung (die Franzosen sprechen von „unité des soins") ist nicht so weitgehend akzeptiert wie die ersten beiden.

Obwohl es offensichtlich sinnvoll ist, daß der gleiche Doktor und die gleiche Krankenschwester den Patienten im Krankenhaus ebenso behandelt wie im ambulanten Dienst, scheinen fast unüberwindliche organisatorische und rechtliche Hindernisse die Durchführung dieser Maßnahme zur Intensivierung der Betreuungskontinuität zu behindern.

Das „Modell Gugging" für die Betreuungskontinuität

Zur Konkretisierung dieser allgemeinen Überlegungen soll abschließend ein teilweise gelungener Versuch zur Realisation der Betreuungskontinuität aus dem eigenen Erfahrungsbereich dargestellt werden. Es handelt sich dabei um die psychiatrische Versorgung des östlichen Niederösterreich (Weinviertel und Industrieviertel).

Seit 1975, als Hofrat Primarius Dr. A. Marksteiner Direktor des Krankenhauses wurde, fiel die Bettenzahl in diesem Krankenhaus, welches für die Versorgung eines Einzugsgebietes von 800.000 Einwohnern zuständig ist, von 1.000 auf 500 ab. Gleichzeitig mit der Sektorisierung in neun Regionen mit cincr durchschnittlichen Einwohnerzahl von 80.000 wurde ein System der Betreuungskontinuität eingeführt. Der zentrale Grundsatz dabei ist, daß die gleichen Psychiater und Sozialarbeiter den Patienten sowohl im Krankenhaus als auch im Psychosozialen Dienst kontaktieren. Natürlich schließt dies eine Menge von Reiseaufwand für die Betreuer ein. Der Arzt fährt üblicherweise zweimal wöchentlich in seine Beratungsstelle und bietet dort den Patienten ambulante Kontate und Hausbesuche an. Er arbeitet mit dem Sozialarbeiter zusammen, der hauptsächlich im Sektor in der Peripherie arbeitet, aber einmal in der Woche ins Krankenhaus kommt, um neu aufgenommene Patienten zu kontaktieren. Der Psychiater arbeitet 35 Stunden wöchentlich im Spital und zehn Stunden im ambulanten Dienst. Im Krankenhaus ist er für eine Gruppe von etwa 15 Patienten verantwortlich, welche durchschnittlich zwei Wochen in stationärer Behandlung bleiben. Die Patienten kontaktieren die Beratungsstellen des Psychosozialen Dienstes auf freiwilliger Basis. Dabei spielt allerdings der psychologische Druck der Angehörigen eine wichtige Rolle. Am Nachmittag kontaktiert der Psychiater im Psychosozialen Dienst etwa 15 bis 20 Patienten, oft von längeren Telefongesprächen unterbrochen.

Da die Kapazität des Psychiaters bald überschritten wird, ist es nötig, die Arbeitsgebiete klar zu definieren. Die Tätigkeit wird auf psychiatrische Krisen im engeren Sinn beschränkt. Fast ausschließlich werden Patienten betreut, die aus der Anstaltspflege entlassen und nicht imstande sind, von sich aus einen niedergelassenen Nervenarzt oder Praktiker aufzusuchen.

Die Erfahrungen in diesem Sysem der kontinuierlichen Betreuung haben das Rollensystem von Psychiater, Pfleger, Sozialarbeiter und Patient beträchtlich verändert. Nicht länger wird die Arzt-Patient-Beziehung als einseitige, traditionelle, medizinische Beziehung aufgefaßt. Sicherlich sind dabei auch Einflüsse von F. Basaglia, der auf radikale Weise die gesellschaftlichen Einflüsse auf psychiatrische Krankheiten hervorgehoben hat, sowie die Einsichten der Psychoanalyse, welche uns gezeigt hat, daß man sich auch in den psychotischen Patienten einfühlen kann, wirksam geworden.

Wie auch immer, ein Therapeut, der seinen Patienten auch zu Hause mit all seinen familiären und beruflichen Vernetzungen kennt, wird nie mehr glauben, daß er gültige Urteile über Prognose, Fähigkeiten des Patienten und Langzeittherapie abgeben kann, wenn er den Patienten ausschließlich im künstlichen Setting des Krankenhauses sieht.

Viele, die Erfahrungen mit der Betreuungskontinuität gemacht haben, begreifen, daß die Neigung des Patienten, sich zurückzuziehen, seine Tendenz zur Aufspaltung und Fragmentierung sowie zur Desintegrierung vermehrt wird, wenn ausschließlich seine klinischen Symptome beachtet werden und nicht die gesamte Persönlichkeit.

Die Person, die den Patienten durch alle verschiedenen Phasen seines schwierigen Lebensweges begleitet, kann viel besser abschätzen, welche Arbeit er leisten kann, wieviele Medikamente er braucht und was in seinen Lebensbedingungen geändert werden muß, damit er trotz seiner Behinderung einigermaßen befriedigend leben kann. Allzuoft ist es bekanntlich einfacher, an den Lebensbedingungen etwas zu ändern als an einer durch die Krankheit veränderten Lebensstruktur.

Literatur

1. Basaglia F: Die negierte Institution. Frankfurt 1971
2. Buckley F (Hrsg): Essential Papers on Psychosis. New York 1988
3. Conolly J: An Inquiry Concerning the Indications of Insanity, with Suggestions for Better Protection an Care of the Insane. London 1830
4. Farndale J: British Days Hospitals. Oxford 1963
5. Freeman Th: The Psychoanalyst in Psychiatry. London 1988
6. Marksteiner A, Danzinger, R.: Gugging, Versuch einer Psychiatriereform. Salzburg 1985
7. Ursano R: Psychodynamic Psychotherapy. Washington 1991
8. Wing J K: Sozialpsychiatrie. Berlin 1982
9. WHO, Regional Office for Europe: The Future of Mental Hospitals. Copenhagen 1978

Psychiatrische Betreuung zwischen gesellschaftlicher Anpassung und Utopie
Von der Psychiatrie zur geistigen Gesundheit *

L. Toresini

Der vor wenigen Jahren verstorbene italienische Poet für Kinderliteratur Gianni Rodari verfaßte im „Planet der Weihnachtsbäume" ein Gedicht, das unter dem Weihnachtsbaum aufzusagen ist. Er beschreibt darin ein Dorf der Träume, ein sehr schönes Dorf, in dem es bestimmte Geschäfte gibt, in denen jeder das nimmt, was er braucht, und aus Verantwortung nur das nimmt, was er wirklich benötigt, inklusive der Weihnachtsbäume, die man mit nach Hause nehmen kann. Diese Geschäfte haben Direktoren, die dich am Ende des Einkaufs einladen, wieder zu kommen, und am Ende „geht man nicht einmal zur Kasse, denn es gibt keine Kasse".

Auf der Straße zwischen Budweis und Prag gibt es ein Dorf namens Tabor mit vagem biblischen Anklang. Dieses Dorf, gegründet zu Zeiten des Hussitenaufstandes im Zeichen der Wiederherstellung der ursprünglichen biblischen Werte, ist das vielleicht einzige Modell einer perfekt funktionierenden kommunistischen Mikrogesellschaft. Die Einwohner von Tabor sammelten in der Tat die Früchte ihrer Arbeit und ihrer Ernten, und jeder nahm sich dann mit einem Sinn für Ordnung und Selbstdisziplin das, was er benötigte; so träumten sie im siebzehnten Jahrhundert von einer besseren Welt.

Auf einem Kongreß im Oktober diesen Jahres in Hannover sprach Oskar Negt in bewundernswerter Weise von der aktuellen geschichtlichen Situation, welche durch die „Erosion der Utopie der Solidarität" charakterisiert ist. In seinem Beitrag unterstrich er das Leiden, das heute vor allem für die Jugendlichen aus dieser Situation entsteht. Die Jugend lebt ihr eigenes Leben nicht wie ihre private Angelegenheit, sondern stellt es

---

* Deutsche Übersetzung von Beate Lange.

mit Überheblichkeit zur Schau, wobei sie die anderen in ihre Gleich-
gültigkeit den Problemen gegenüber miteinbezieht. Oskar Negt sprach
von jenen, die ihr eigenes Leben und das der anderen skrupellos aufs
Spiel setzen und mit hoher Geschwindigkeit auf der Autobahn auf der
falschen Straßenseite fahren (Geisterfahrer). Auf diese Weise setzen sie
ein gewiß schwer zu verstehendes und noch schwerer zu akzeptierendes
Signal, aber es beinhaltet die ganze Verzweiflung für den Verlust der Idee
von der Utopie in der Welt.

Ich glaube, daß unser Beruf, als Ärzte im allgemeinen und Psychiater
im besonderen, sich vor allem auf die Idee von der Utopie der Solidarität
gründet und daß es keinen sinnvollen Platz für Therapie geben kann,
wenn diese Utopie nicht praktisch umgesetzt wird. Man kann bei unserer
Arbeit keine distanzierten, objektiven, kalten und zugleich wirkungsvollen
beruflichen Beziehungen aufrechthalten ohne subjektive Teilnahme,
ohne Mühsal, ohne sich an dem glühenden Material, mit dem wir es zu
tun haben, die Finger zu verbrennen. Dort, wo abwehrende Settings, Be-
rufsrollen, weiße Kittel und mehr oder weniger maskierte Machtbeziehungen dem Mitarbeiter Sicherheit vermitteln, seine Angst an-
ästhesieren und somit die Mühsal seines Berufes zu sehr erleichtern, dort
wird wohl kaum eine beachtenswerte therapeutische Qualität erreicht.

Denn am Ende stimmt, was Klaus Dörner sagt: das einzige Instrument,
über das wir verfügen, ist unsere Person. Wenn „wir uns nicht wirklich an
den Händen schmutzig machen" – im metaphorischen und/oder auch im
praktischen Sinn –, werden wir kaum ein sinnvolles und wirkungsvolles
„therapeutisches Handeln" erreichen. Im metaphorischen Sinn werden
wir es zulassen, daß sich unsere Seelen mit der unerträglichen Last der
Lebensangst anderer beflecken, im praktischen Sinn werden wir auf unsere Abwehr verzichten, die unsere Eifeltürme darstellen.

Sich die Hände schmutzig zu machen, kann im praktischen Sinn auch
heißen, notfalls, wie jemand sagte, „auf dem Flohmarkt" nach chirurgi-
schen Skalpell zu suchen. Auf weiter Skala angewandt, kann ein solcher
Arbeitsstil zu überraschenden Ergebnissen führen, wenn man davon ausgeht, daß in unserem Beruf die „Millionen" (angenommen, es gibt sie)
Phantasie und Solidarität kaum ersetzen können.

Vito Flaker, Dozent an der Fachhochschule für Sozialarbeit in Laibach,
unterstreicht den verschmutzenden Charakter der Geisteskrankheit sowie
die starke septische Anreicherung jener Konzentrate und Gewirre von
Ideologien und Vorurteilen, wie es die totalen psychiatrischen Institutionen sind, lebende Denkmale des Wahnsinns, der auf die stereo-
typste und schlimmste Weise aufgefaßt wird. Am Ende definiert er die
psychiatrischen Krankenhäuser ausdrücklich als „ökologische Bomben",
welche Leiden und Krankheit erzeugen und reproduzieren und sich selbst
reproduzieren, ein alter und neuer Blutsauger des Mißverständnisses von
Medizin und Kontrolle.

Denkmale, welche die Existenz selbst und die Dichte des Wahnsinns
bestätigen, verstärken das, was in Triest die „soziale Reproduktion der
Krankheit" genannt wird. Daraus folgt, daß die erste Form der Prävention

darin besteht, die Antwort des Irrenhauses total, absolut und unkonditioniert zu überwinden.

Franco Basaglia, unser unvergeßlicher Meister – das Leben und dann erst den Beruf betreffend –, sagte zu uns jungen Schülern, daß in der geschlossenen psychiatrischen Anstalt der Kranke eine Geisel des Arztes wäre, während der Arzt dagegen in der offenen Abteilung und erst recht außerhalb des Krankenhauses eine Geisel des Kranken wäre. Im zweiten Beispiel ist der „therapeutische Raum" viel größer als bei einer Beziehung, in der Macht erlitten wird und wo der „Raum" eng und für das Wachstum des Kranken ungeeignet ist. Diese wichtige Beobachtung ist selbstverständlich auch für die Beziehung Arzt – Patient im Inneren eines sogenannten reformierten Krankenhauses gültig, wenn sich die Qualität der Beziehungen nicht grundlegend geändert hat.

Andererseits stimmt es, daß es kein Leben ohne Träume geben kann. Vielleicht ist dies nur möglich, wenn man jenseits der achtzig ist, aber es ist meines Erachtens eine objektiv schwierige Bedingung. Ein Leben ohne Hoffnung und ohne Projekte hieße Depression oder zumindest unerträgliche geistige Stumpfheit.

Franco Basaglia selbst lehrte uns dennoch, uns unaufhörlich im Inneren der irreponiblen Dichotomie von Utopie und Realität zu bewegen. Don Quijote, der gegen die inzwischen sprichwörtlich gewordenen Windmühlen kämpft, ist das Beispiel von Cervantes, wie allein schon die „Null-Träume" die Realität verändern können.

Um träumen zu können und gemeinsam in der Welt und für die Welt da zu sein, müssen wir wie der griechische Zentaur werden oder wie der aztekische Quezalcoatl, ein Gott halb Schlange, halb gefiederter Vogel, einerseits in der Lage, sich hoch über die Wolken zu schwingen, andererseits fähig, gut geerdet mit dem Bauch über den Boden zu schleifen, halb Götter und halb Menschen, wie es uns im Grunde auch unsere christliche Tradition lehrt, die Utopie als „Optimismus des Willens" verfolgen – nach den berühmten Worten von Antonio Gramsci – und sie in den „Pessimismus der Vernunft" integrieren, in die Einschätzung der Wirklichkeit.

Das Projekt von Franco Basaglia war die Transformation der Realität, jener Realität, die Emargination und Leiden produziert hatte, indem man eben jene „Ausgestossenen" in die Umformung ihres entsprechenden Mikrokosmos miteinbezog. So wie ein Bildhauer sein Modell kreiert und dabei Abfallstoffe produziert, die zum Wegwerfen bestimmt sind, so wird die Herausforderung der Abfallprodukte der Gemeinschaft die Gesellschaft selbst bereichern und ihr jene Würde zurückerstatten, die sie sonst in Folge ihrer eigenen Ausstoßmechanismen zu verlieren riskiert.

Wie Levy Strauss in Kalkutta sagte, hatte ein Teil der Menschheit sich ein Mittel der Abwehr ausgedacht: die Würde des Menschen – sich selbst dabei ausgenommen – negieren, und dabei nicht einmal zu bemerken, daß er auf diese Weise auch die eigene Würde verlor.

Überraschend ist vor allem, daß das Projekt von Franco Basaglia zwar stark an politischen Ideologien gebunden war, es heute aber dem Zusammenbruch eben dieser Ideologien und dem Fiasko der politischen Gesellschaft widersteht und stattdessen als Ausdruck eines der unverfälschsten praktischen Werte der sogenannten menschlichen Gesellschaft hervorsticht. Vor weniger als zwei Jahren beschuldigte der frühere Ministerpräsident Amato die Basaglianer, sie seien nurmehr einige wenige, im Aussterben begriffene Pandas. Heute befindet sich seine Partei in Italien in großen Schwierigkeiten, wir fahren fort zu zeigen, daß die praktische Realisierung einer Utopie existiert und sie als solche möglich ist.

Kehren wir nun zum Argument unserer Diskussion zurück: psychische Betreuung zwischen sozialen Anpassung und Utopie. Mit ihren traditionellen Äußerungen besteht die Psychiatrie aus Strukturen und Kulturen der Klassifikation, aus der Kristallisierung in klinische Bilder (Hochmann), aus der Enteignung der Schicksale der Subjekte, und schließlich aus der Konstruktion von physischen Räumen, um die Individuen aus ihrem sozialen Umfeld zu entfernen.

Die soziale Psychiatrie im modernistischen Sinn exportiert dieselbe psychiatrische Ideologie in das Territorium, die Merkmale der Kontrolle und die Frühentdeckung werden zum Zwecke der häufig üblichen Einlieferung ins Krankenhaus beibehalten. Die Existenz selbst und das Überleben des großen Krankenhauses im ersten Fall sowie der kleinen Krankenhäuser im zweiten, die mit ihrer Präsenz die Notwendigkeit ihres Gebrauches weiter aufrechthalten, ermöglicht, erleichtert und beschleunigt diesen komplementären und nicht antagonistischen Aspekt der institutionellen Psychiatrie. Es gibt in der Tat auf der ganzen Welt keinen Dienst, der nicht in dem Ausmaß benutzt wird, in dem er besteht.

Dies gilt von den Autobahnen bis zu den Krankenhäusern. Es besteht zwar sicher ein Unterschied zwischen einem Krankenhaus mit dreitausend Betten und fünfzig kleinen Krankenhäusern mit je sechzig Betten, aber ich glaube nicht, daß sich die hierarchischen Machtbeziehungen in Folge der Dezentralisierung grundlegend ändern. Die Dezentralisierung ist sicherlich notwendig, aber nicht ausreichend, um die Qualität der Betreuung zu ändern. Es gibt einige grundlegende Indikatoren für die Qualität der Antwort, wie z.B. geschlossene Türen, Hausbesuche und die Epidemiologie der Zwangseinweisungen. Die Psychiatrie sowie die soziale Psychiatrie im oben beschriebenen Sinn sind am Ende zwei Aspekte der gleichen Organisation der Antwort auf psychisches Leiden: eine mehr oder weniger erzwungene „orthopädische" Anpassung des leidenden Menschen an die Struktur.

Wenn aber das Drama der Geisteskrankheit in der Tragödie besteht, unsichtbar zu sein, dann heißt die Utopie der Solidarität, den Kranken und Ausgeschlossenen Sichtbarkeit und Stimme wiederzugeben, sowie *das Recht, Rechte zu haben.* Das Recht auf ein Haus, auf Bildung, auf Arbeit als unersetzbares Mittel des Austausches und der sozialen Macht, das Recht, sichtbar und für die anderen wichtig zu sein. Mit anderen Worten: die Utopie der geistigen Gesundheit als eine Alternative zur Psychiatrie als institutionelle Praxis und zur sozialen Psychiatrie, welche ihr eigenes Schicksal auf das Überleben und auf die Koexistenz der gemeindenahen Psychiatrie und der Psychiatrie des Krankenhauses gründet.

Dörner spricht von der *Institutionalisierung als soziale Euthanasie.* Aber unter Institutionalisierung versteht man nicht nur die körperliche Internierung innerhalb der totalen Institution, auch wenn dies die endgültigste, tragischste und zugleich karikaturistischste Form der Institutionalisierung ist. Mutter und Nährboden aller weiteren Formen technisch definierter sozialer Entführung. Es gibt eine noch verbreitertere, molekulare Form von Institutionalisierung: die des täglichen Lebens. Diese Form entsteht, wenn der Andere als andersartig, als jenseits der Grenze, als Feind und *daher* als gefährlich bezeichnet wird.

Die Psychiatrie und ihr harter Kern werden von der Praxis der geistigen Gesundheit weder geleugnet noch ignoriert, sie setzt sich stattdessen für sie ein. Das bereits sektorisierte Krankenhaus wird von draußen „angegriffen", von den Diensten, welche sich neben präventiven und reparativen auch rehabilitativen Aufgaben stellen. Das Territorium fördert die schrittweise, aber konstante Wiedereingliederung der Patienten, auch des ehemaligen harten Kerns, ohne sie jemals sich selbst zu überlassen, auf diese Weise fördert sie eine tiefgehende Veränderung der Kultur der Geisteskrankheit, was wiederum zu einer anderen Art des Krankseins führt.

So entstehen und zeigen sich neue Akteure auf dem Bühnenbild der Dienste und des sozialen Umfeldes: Familienangehörige, nicht länger als Subjekte-Objekte der therapeutischen Beziehung, sondern als politische Subjekte-Gesprächsparner der Dienste und der Verwaltungen, Patienten mit ihren Organisationen, und schließlich die Mitarbeiter, welche sich von „neutralen" Beobachtern in Subjekte verwandeln, die jeden Tag aufs Neue ihre Rolle sowie die zweitrangigen und unabsichtlich herbeigeführten Effekte ihres Handelns hinterfragen müssen.

Ich glaube, daß Semmelweis uns auch heute noch Wichtiges lehren kann und zwar: erstens, die Sepsis befindet sich noch heute an unseren Händen, und wir bemerken es nicht; zweitens, die Organisation unserer Dienste führt zu einer Verschlechterung der Krankheit. Die Transformation der Organisation ist der erste Schritt zur Reduzierung der verschmutzenden Anreicherung der Sepsis.

Aber eine institutionelle Organisation zu transformieren, bedeutet im allgemeinen, sich mit den konsolidierten Machtebenen und dem persönlichen Vorteil der Institutionsleiter konfrontieren zu müssen. Genau dies passierte mit Semmelweis, der, nachdem er eine wissenschaftliche Entdeckung gemacht hatte, im Jahre 1848 des ungarischen Nationalismus bezichtigt und von den Machtinhabern zugrunde gerichtet wurde, bis er zuletzt im Irrenhaus landete. Die Utopie bezahlt man mit der eigenen Person.

Aber Utopie ist das, was man immer weiter verfolgt, auch wenn man weiß, daß man es nie erreichen wird; man weiß aber auch, daß dies kein ausreichendes Motiv ist, um es nicht weiter zu verfolgen. Geistige Gesundheit ist Kunst. Utopie, Traum, aber auch Ironie. Ohne diese drei Elemente riskiert unsere Arbeit in einem schrecklichen täglichen Ernst zu verharren und sich mit einer tragischen, unproduktiven Maske zu zeigen.

Die Fähigkeit, Risiken einzugehen. Den Mut zu haben, mit dem Bewußtsein zu wachsen, daß es ohne Risiko keine Pädagogik geben kann. Ohne
Risiko gibt es keine Unternehmen, keinen Markt und daher keinen Austausch. Ohne Austausch kann es keine menschliche Identität geben, also
Gesundheit. Riskieren heißt, dort zu sein, wo die Produktion und die
Frequenz von Krankheit am größten ist. Rittlings auf den Bruchlinien des
menschlichen Leidens. Rittlings auf den Grenzen. Die unzähligen Grenzen Mitteleuropas. Die Utopie eines übernationalen Österreichs. Das fö-
derative Europa. Das zwei- und dreisprachige Europa, wie die Stadt, wo ich
jetzt wohne, heute ist dies nicht mehr so.

Grenzen, die in jedem von uns wohnen und deretwegen wir das Risiko
fürchten. Grenzen, die wir auslöschen möchten, aber die wir nur als Möglichkeit, als Reichtum, Kultur und Austausch nutzen können. Das Risiko,
so zu werden wie der andere, wenn man versucht, ihm Ziffern und Sprache zu entlocken; das Risiko, dann nicht mehr zurükkehren zu können.
Die Freude am Risiko als Lebensphilosophie. Die extreme Suche im
Grenzgebiet. Die Neugier des anderen. Das Risiko, nicht mehr von denen
erkannt zu werden, die dir nahstehen, und dich nicht mehr in ihnen
wiederzuerkennen. Ich denke an die Mode der Minderheitenidentitäten,
an „Tanz mit den Wölfen". Die Geschichte ewiger unmöglicher Integration und zugleich der einzige mögliche Weg. Wiederholt die eigene Person aufs Spiel setzen und mit der eigenen Person bezahlen. Das Risiko,
etwas zu ändern und die Notwendigkeit, etwas zu ändern. Sich ändern,
um danach Nostalgie zu haben, wie man früher war. Venedig vergessen,
um Nostalgie nach Venedig haben zu können.

Kant hatte in seinen Schriften vorausgesehen, daß die Menschheit
eines Tages Palisaden und Barrieren errichten würde, um einen Teil ihrer
selbst dahinter einzuschließen. Geistige Gesundheit heißt, die Barrieren
der Bestimmung des Anderen als abweichend sowie dessen Ausgliederung
immer wieder zu überwinden.

Die Überwindung der Grenzen. Die Mauer fallen. Es fallen die Mauern der Irrenhäuser wie die Mauern der Städte. Es ist ein Irrtum, sich der
Illusion hinzugeben, man könnte die Probleme mit einem Aubbruch der
Mauern lösen. Berlin. Mit dem Mauerfall beginnen erst die Probleme.
Aber die Probleme gab es schon vorher, sie wurden nur eingesperrt, ent-
führt, eingefroren. Der Mauerfall hat die falschen Antworten auf die
wirklichen Probleme des Lebens enthüllt. Berlin wie Mostar, Brcko, Sa-
rajewo. Zerstörte Mauern, die Probleme erst zum Ausdruck bringen. Die
Lösung liegt sicher nicht in der Zerstörung der Mauern *an sich*. Es kann
sicher keine Öffnung und Überwindung von Hindernissen ohne Opfer
geben. Ich denke z.B. an Palermo, eine Stadt Europas, die leidet und
stirbt, um sich der Zukunft zu öffnen. Auf unserem Gebiet, in der
Psychiatrie, denke ich, daß die Daten in Bezug auf Einweisung in die
Krankenhäuser für forensische Psychiatrie in den letzten Jahren nach der
Psychiatriereform in Italien gezeigt haben, daß sich die Befürchtung einer
Zunahme dieser Einweisungen als unbegründet herausgestellt hat.

Die Psychiatrie, oder besser noch, die geistige Gesundheit, als Kultur. Als Kultur der Öffnung. Die Schließung als Entprofessionalisierung.

Die Psychiatrie basiert im Grunde auf der Definition der „totalen Unzurechnungsfähigkeit". Sie bestimmt das „Nicht-Mehr-Verantwortlich-Sein" des Patienten sowie dessen totale Unterwerfung, die Verantwortung übernehmen sowohl der Arzt als auch die Strukturen, welche dazu bestimmt sind, den Patienten festzuhalten. Jede Diagnose in der Psychiatrie ist ein Gutachten, das „Sich-Verantwortlich-Fühlen" des Psychiaters für jede Tat, die der Patient ausgeführt hat oder in der Zukunft ausführen wird, bestimmt die Erpressung, auf der sich die totale Institution gründet.

Der Arzt wird also gezwungen, sich vom Therapeuten in einen „Aussonderer" und der Krankenpfleger in einen Wächter zu verwandeln. Der Patient, der sich entfernt, ist ein Ausbrecher, der Mitarbeiter, der ihm die Erlaubnis gegeben hat, wird ein Komplize der Flucht. Dies ist die Wissenschaft der totalen Angst.

Die Utopie der Dezentralisierung der Strukturen ist die Utopie des Zusammenbruchs des aussondernden psychiatrischen Paradigmas. Es muß dennoch unterstrichen werden, daß die Loslösung von der Ideologie der totalen Kontrolle eine unverzichtbare Voraussetzung dieses Zusammenbruchs ist.

Die Ressourcen der Institution für die Ressourcen des Territoriums wiederzubenutzen ist eine Arbeit moderner Unternehmenspolitik, welche fähig sein muß, das Territorium mit konkreten und „starken" Instrumenten zur wirklichen Vorsorge zu versehen. Dies ist eine wichtige Bedeutung sozialer Ökologie.

1986 beauftrage das italienische Gesundheitsministerium das Unternehmen für Datenerhebung CENSIS mit einer Untersuchung. Dabei zeigte sich, daß in ganz Italien nur fünfzehn Prozent des gesamten Gebietes über ein optimales Netz an gemeindenahen Diensten verfügen, welche die alte psychiatrische Institution ersetzen. Fünfzehn Prozent des Territoriums hatten 1986 noch keine andere Antwort erhalten, bei sechzig Prozent dagegen ist die Antwort „gefleckt wie das Fell eines Leoparden". Das bedeutet:

1. Eine gute, das psychiatrische Krankenhaus ersetzende Organisation ist möglich. Wo dies realisiert wurde, kann auch das Gesundheitsministerium damit zufrieden sein.

2. Dort, wo eine solche Organisation nicht zufriedenstellend realisiert wurde, ist die Situation trotz finanzieller Probleme der Regierungen von 1978 bis heute im Wachsen begriffen. Und dies vor allem dank der Initiative einzelner: in Verwaltung und Krankenhaus. Hier kommen wir wieder auf das Beispiel zu sprechen, die Herausforderung zu akzeptieren und Arbeitsinstrumente notfalls selbst auf dem Flohmarkt zu suchen.

3. In einigen Regionen Italiens gab es auch früher keine psychiatrische Anstalt. Unser Gesetz von 1904 sah in jeder Provinz ein psychiatrisches Krankenhaus vor, aber 1978, im Jahr der Reform, gab es in vielen Provinzen noch keine. Nicht nur im Süden, sondern auch, um nur ein Beispiel zu nennen, in der Provinz von Bozen. Damals war die psychia-

trische Deportation in andere Provinzen üblich, was offensichtlich nicht als Dienst angesehen werden kann.

Ich habe einen Traum, und zwar, daß die Situationen, in denen das Netz an Diensten in der Lage ist, die Krankenhäuser im ganzen zu ersetzen, sich in wirkungsvoller Weise realisieren und immer weiter ausbreiten, inner- und außerhalb unseres Landes. Positive Signale kommen aus den Vereinigten Staaten, wo die Fehler einer gewissen wilden Entinstitutionalisierung auf mutige und zähe Verbesserer stoßen, Boulder in Vermont, Warner, Rockville in Maryland, Mosher, und sie sind nicht die einzigen.

Zwischen Traum und Realität: als unheilbarer Optimist erlaube ich mir, einen alten Slogan wieder anzubieten: *I have a dream.*

Psychiatrieplanung und Zeit

H. Katschnig

Einleitung

Als ich mich als junger Arzt vor über zwanzig Jahren an der Psychiatrischen Universitätsklinik in Wien mit sozialpsychiatrischen Ideen zu beschäftigen begann, fand ich in einer vorwiegend biologisch orientierten Umwelt nur Unverständnis. Ich wollte in der psychiatrischen Versorgung etwas verändern, etwas neu machen. Es waren aber weit und breit noch nicht sehr viele, die sich dafür interessierten, im Gegenteil. Ich war schon knapp daran, diese Ideen aufzugeben, da bin ich auf Alois Marksteiner gestoßen und habe gemerkt, daß er eine sozialpsychiatrische Idee, eine Vision hat, die er verfolgt. Ich war für die Sozialpsychiatrie gerettet.

Nur mit einer Idee können wir langfristig etwas verändern, nicht mit Zahlen, mit Betten- oder Tagesklinikziffern. Antoine de Saint-Exupery hat das „Ideen haben" schön zusammengefaßt in dem Satz: „Wenn Du ein Schiff bauen willst, so trommle nicht die Männer zusammen, um Holz zu beschaffen und um Werkzeuge vorzubereiten oder die Arbeiten einzuteilen und Aufgaben zu vergeben, sondern lehre sie die Sehnsucht nach dem endlosen weiten Meer." Die Sehnsucht nach dem endlosen weiten Meer hat mir Alois Marksteiner vermitteln können, und wir haben vor zwanzig Jahren miteinander zu arbeiten begonnen.

Ich habe dann eine Vorliebe für Metaphern entwickelt, die mit Meer und Wasser zusammenhängen. Angehörige wissen, daß ich gerne vom Mutterschiff spreche, das die kleinen Schiffchen betreut, aber doch fahren läßt, wenn sie fahren wollen, und wartet, falls es gebraucht wird, wenn sie wieder zurückkommen. Ich habe mich auch mit dem weisen Skyther Anacharsis beschäftigt, der vor über 2500 Jahren in Athen am Hofe des Solon gesagt hat, es gäbe drei Arten von Menschen: Die Lebenden, die Toten und die Seefahrer. Die Seefahrer, das sind die, die zwischen Leben und Tod sind. Wir Sozialpsychiater waren wie Seefahrer, auf dem weiten Meer in eine unklare, endlose Ferne unterwegs, nicht wissend, ob wir wieder zurückkommen, aber mit der Sehnsucht nach dem weiten Meer und nicht nach dem sicheren Hafen.

Ich möchte hier über zwei Aspekte, die mit Psychiatrieplanung und Zeit zusammenhängen sprechen. Der eine handelt davon, wie sich in den letzten zwanzig oder dreißig Jahren die *Planungsziele,* das, was wir mit der Psychiatriereform eigentlich wollten, verändert haben. Der andere Aspekt ist die Veränderung des *Planungsprozesses* selbst. Ich möchte dabei der Frage nachgehen, wie sich ein derartiger Planungsprozeß, der sich notgedrungen über viele Jahre oder Jahrzehnte erstreckt, verändert, ja vielleicht erschöpft, und was man dagegen tun kann.

Die Veränderung der Planungsziele über die Zeit

Wie haben sich die Planungsziele in der Psychiatriereform im Laufe der letzten zwanzig oder dreißig Jahre verändert? Warum sie sich verändert haben, möchte ich hier nicht analysieren, es ist passiert, und wir sind heute in einer anderen Situation als in den fünfziger und sechziger Jahren, wo sich die *erste Phase* der Psychiatriereform fast ausschließlich darauf beschränkt hat, die *großen psychiatrischen Krankenhäuser abzuschaffen* bzw. zu verkleinern. In Italien ist dieses Planungsziel ja zu einem Gesetz geworden. In den USA wurden über Nacht Krankenhäuser geschlossen, weil Gerichte verfügten, daß in einem Spital, das für tausend Patienten gebaut war, nicht zweitausend sein durften, was im Prinzip richtig war – nur hat man nicht vorgesorgt dafür, was mit den Patienten nach der Entlassung geschieht, und sie wurden buchstäblich auf die Straße entlassen.

In den sechziger und siebziger Jahren hat man dann erkannt, daß die Freiheit allein – wie es in Triest am Krankenhaus San Giovanni in großen Lettern zu lesen ist – nicht die Therapie ist. Man hat erkannt, daß man für die entlassenen Patienten etwas tun muß, und es ist die *zweite Phase* der Planung eingetreten, in der *Einrichtungen in der Gemeinde* geschaffen wurden, Häuser gebaut wurden, Tagesstätten, Tageskliniken, Wohnheime. Allerdings ist dies vielfach schiefgegangen, wie wir wissen. In den USA sind diese Einrichtungen zum Teil ähnlich verfallen wie die psychiatrischen Krankenhäuser, es gab einen Hospitalismus in Tageskliniken und einen Hospitalismus in Wohnheimen. Die Patienten lagen den ganzen Tag mit dem Kopf auf dem Arm auf irgendeinem Tisch, und es passierte nichts. Sie blieben antriebslos und initiativelos – von einer Reform war nicht wirklich etwas zu merken.

Diese zweite Phase der Psychiatriereform wird jetzt langsam ergänzt durch eine *dritte Phase,* die sich auf die *sozialen Beziehungen* aller Betroffenen, auf die Arbeitsabläufe, auf die Dienstleistungen konzentriert und nicht auf Plätze oder Personalziffern, die magisch zu versprechen schienen, daß alles gut gehen wird, wenn nur die Planziffern erfüllt sind. Man muß sich die *Prozesse* ansehen, die ablaufen, damit Psychiatriereform tatsächlich ihr Ziel erreichen kann.

In diesem Zusammenhang hat die Weltgesundheitsorganisation vor kurzem eine völlig neue Art der Klassifikation von Dienstleistungen für die Psychiatriereform erstellt. Es sollen nicht mehr einfach da eine Tagesklinik, dort ein Wohnheim geplant werden, sondern es soll geplant werden, welche Art von Dienstleistungen eigentlich notwendig sind, damit die Lebensqualität der Patienten und der Betroffenen steigt, damit seelische Gesundheit zunimmt. Ich zähle hier nur einige dieser Dimensionen auf. Neben therapeutischen Aktivitäten im engeren Sinn, ist eine bisher nicht beachtete Dimension: *Kontakt* mit den Betroffenen herstellen und ihn aufrechterhalten. Dies ist eine eigene Art von Aktivität und Tätigkeit, die nicht selbstverständlich ist. Auch wenn man in die Gemeinde geht und eine Tagesklinik baut, muß man Anstrengungen setzen, um mit den Betroffenen in Kontakt zu kommen und den Kontakt zu halten. Eine andere Dimension ist die *Koordination der Betreuung:* Dienste, die die Betreuung koordinieren, casemanager, Personen, die in einem zersplitterten Versorgungssystem – ähnlich wie ein Bewährungshelfer – einen psychisch Kranken begleiten, ihm durchs Leben helfen. *Allgemeine Gesundheitsbetreuung* ist eine weitere Dimension – auch psychisch Kranken muß eine medizinische Betreuung angeboten werden. *Alltagsaktivitäten Üben, Interventionen, die auf die Familie oder das soziale Netzwerk abziele,* und andere neue Planungsdimensionen treten jetzt in den Vordergrund.

Und noch ein neuer Aspekt ist in den letzten Jahren wichtig geworden: Der *Ort der Betreuung.* Gerade für eine gemeindenahe Psychiatrie ist der Ort, ist das Territorium mit all den Problemen, die Entfernungen auf diesem Territorium in sich bergen, von zentraler Bedeutung. So habe ich etwa in einer Untersuchung über psychiatrische Notfalldienste für die Weltgesundheitsorganisation die Dienste und Einrichtungen der Psychiatrie in solche eingeteilt, die über *Betten verfügen,* also bei denen jemand aus seiner normalen Umgebung für eine kürzere oder längere Zeit weggeht (z.B. Krankenhausbetten, Wohnheimplätze), in solche, die eine „*Kommstruktur*" haben, zu denen man kommen muß, und solche, die eine „*Gehstruktur*" haben, die den Ort, an dem ein Problem besteht, aufsuchen. Letztlich gibt es auch das *Telefon,* das gerade im ländlichen Bereich noch viel zu wenig benützt wird, weil dessen Verwendung zur Betreuung nicht bezahlt wird. Alle, die in sozialpsychiatrischen Diensten arbeiten wissen, wieviel man telefoniert und wieviel man mit dem Telefon tatsächlich erreichen könnte.

Die neuen Planungsziele sind also dynamisch und aktiv – Beziehungen und Prozesse und nicht am grünen Tisch geplante Häuser und Personalziffern dominieren mehr und mehr.

Die Veränderung des Planungsprozesses über die Zeit

Beim Planen bestehen zwei Gefahren: daß man nur denkt anstatt zu handeln, sozusagen die Strategie Hamlets verfolgt; und, daß man einfach wild darauf loshandelt ohne zu denken. Auf Englisch läßt sich dieses

Dilemma entsprechend der Wendung: „Who can does, who can't teaches"
durch „Who can does, who can't plans" ausdrücken. Es besteht hier ein
Gegensatz zwischen etwas tun und etwas planen. Ich habe mit Alois Marksteiner erlebt, wie sich beides ergänzt, wie eine Planung geschieht, die
man als ein dynamisches Hin und Her zwischen Denken und Handeln
bezeichnen kann. Planung in der Psychiatrie kann nicht *deduktiv* sein – ein
einmal erstellter Plan wird einfach abgearbeitet – dies ist eine statische,
eine tote Planung. Planung muß *induktiv* sein, eine dynamische Planung,
die aus Erfahrungen lernt.

In gewisser Weise gilt dabei nicht nur, daß der Weg das Ziel ist. Im
Rückblick muß ich sagen, daß – so wie die niederösterreichische Psychiatriereform geplant wurde – der Weg erst beim Gehen entstanden ist.
Siegmund Freud hat von der endlichen und von der unendlichen Analyse
gesprochen und ich glaube, daß auch ein Planungsprozeß endlich oder
unendlich sein kann und daß wir in der sozialpsychiatrischen Planung
tatsächlich den unendlichen Planungsprozeß etablieren müssen. Die
Frage ist nur, wie halten wir den Enthusiasmus und die Energie so lange
aufrecht? Wie, um es in Anlehnung an Schillers Glocke zu sagen, bewerkstelligen wir, „daß sie ewig grünen bliebe, die schöne Zeit der jungen
(Planungs-)Liebe".

Uns ist der Schwung nicht abhanden gekommen. Zum guten Teil geht
das auf die Vision Alois Marksteiners zurück, zum Teil aber auch auf eine
Entwicklung, die im Zusammenhang mit der Veränderung der Planungsziele steht. Psychiatrieplanung zielt jetzt wesentlich mehr auf soziale Prozesse und Beziehungen ab als zu Beginn. Es hat sich in den letzten Jahrzehnten ergeben, daß neue Beteiligte am Planungsprozeß auf die Bühne
getreten sind, die diesen Aspekt betonen. Diese neuen Beteiligten sind die
Betroffenen – die Angehörigen und die Patienten. Ich habe bemerkt, daß
bei ihnen Ideen und Energien verborgen sind, die dagegen arbeiten, daß
der Zahn der Zeit die Pläne zerstört. Das Einbinden der Betroffenen ist
ein Anti-burn-out, sowohl beim Planen als auch in der täglichen Praxis.

Die Einbindung der Betroffenen und ihrer Bedürfnisse bedeutet für
uns eine vermehrte Anstrengung. Ich glaube aber, daß sich diese Anstrengung lohnt. Die Betroffenen denken nicht einfach nur an Symptome und
wie sie ausradiert werden können, so wie wir das häufig in der Psychiatrie
tun; sie denken an die Lebensqualität. Sie denken daran, was sich ändern
läßt, was sich tun läßt, damit das Leben lebenswerter wird, was uns
Fachleute wiederum stimuliert und neue Energien gibt.

Ausblick

Planung muß weitergehen. Die Langzeitauswirkungen von Planungs-
entscheidungen lassen sich nicht wirklich vorhersehen, weil sich gerade in
der heutigen Situation einer gemeindenahen Psychiatrie gesellschaftliche
und ökonomische Veränderungen und Änderungen von Wertvorstellun-
gen, die alle die Versorgungsstruktur beeinflussen, nicht vorhersagen

lassen. Unser Verhältnis zum Planen sollte deshalb ein ähnliches sein wie es aus sozialpsychiatrischer Sicht zu unseren Patienten sein sollte: Wir müssen den Planungsprozeß und unseren Patienten die Einstellung entgegenbringen, daß immer Entwicklungsmöglichkeiten bestehen, ja, daß wir uns immer darum bemühen müssen, daß wir die Entwicklungsmöglichkeiten entdecken und diese fördern. Die Idee, daß ein für allemal etwas abgeschlossen ist, paßt nicht dazu. Hier unterscheiden wir uns ja auch als Sozialpsychiater von den beiden anderen großen ideologischen Psychiatrierichtungen, der biologischen Psychiatrie und der psychotherapeutischen Psychiatrie. Pointiert könnte man sagen, die biologische Psychiatrie meint, der Mensch ist fertig, wenn er geboren ist, die psychotherapeutische Psychiatrie – in ihrer psychoanalytischen Variante – meint, der Mensch ist fertig, wenn er fünf Jahre alt ist. Wir Sozialpsychiater sagen, daß der Mensch niemals fertig ist, bevor er nicht gestorben ist. Daraus ergibt sich die Pflicht, sich nach vermeintlich getaner Planungsarbeit nicht hinzusetzen und zu ruhen, sondern hellhörig, ruhelos und aktiv zu bleiben. Die Zusammenarbeit mit den Betroffenen und ihren Angehörigen wird uns professionellen Helfern dabei sowohl ein Stachel als auch eine Kraftquelle sein.

Psychotherapie in der Psychiatrie –
Instrument oder Prinzip?

W. Brosch, K. Luss, E. Skale

Zusammenfassung

In der vorliegenden Arbeit wird versucht, durch Fragen nach Organisationsformen, Nutzen und Effizienz von Psychotherapie in Verbindung mit pointiert formulierten Thesen einen Zugang und Überblick zum komplexen Thema der Psychotherapie innerhalb der Psychiatrie zu finden. Von besonderem Interesse sind die Wechselwirkungen mit medikamentösen Behandlungsformen, mit dem in der psychiatrischen Grundversorgung unausweichlichem Zwang und dem Faktor Zeit.

Die hier formulierten Antworten verstehen sich als vorläufig und in hohem Maße unvollständig, sollen Denkanstöße sein und Anregung zu weiterer Diskussion und Auseinandersetzung.

1. Strukturierung des Themas

Der Zugang zu einem derart umfangreichen und weitgefaßten Thema ist naturgemäß schwierig. Um den Stellenwert, die Vor- und Nachteile bestimmter Organisationsformen, die Integration von Psychotherapie innerhalb der psychiatrischen Versorgung ausloten zu können, wurde das Terrain vorerst durch Fragen und markante Thesen abgesteckt. Anschließend erfolgt eine vorläufige, sicherlich unvollständige und ergänzungswürdige Auseinandersetzung mit den einzelnen Fragen und Thesen aus der Sicht des Gugginger Versorgungsmodells (Sektorisierte Psychiatrie, „unitee des soins"). Entsprechend des Arbeitsbereichs (Aufnahmeabteilung, Langzeitbereich, Gerontopsychiatrie, psychiatrische Spezialeinrichtungen, etc.) werden die Antworten auch prinzipielle Unterschiede aufweisen.

     W. Brosch et al.

Frage 1: Bipolar oder integrativ – das ist die Frage!

Gibt es ein ideales Modell zur Organisation einer stationären psychiatrischen Psychotherapie?

These 1: Psychotherapie ist als spezifische Behandlungsform stets klar zu trennen von psychiatrischer Grundversorgung bzw. einer milieutherapeutischen Behandlung.

These 2: Alles, was im Stationsalltag passiert, kann und muß psychotherapeutisch genützt werden.

Frage 2: Psychotherapie und pharmakologische Behandlung – ein Bruderzwist?

These 1: Psychopharmaka machen eine Psychotherapie unmöglich.

These 2: Psychopharmaka ermöglichen überhaupt erst eine Psychotherapie schwerer psychiatrischer Erkrankungen.

These 3: Psychopharmaka dürfen prinzipiell nicht vom Psychotherapeuten verordnet werden.

Frage 3: Wem nützt die Psychotherapie in der Psychiatrie -
den Patienten, den Psychiatern, der Institution „Psychiatrie", der Gesellschaft?

These 1: Psychotherapie in der Psychiatrie ist Selbstverwirklichung der psychotherapeutisch ausgebildeten Psychiater.

These 2: Psychotherapie in der Psychiatrie ist bloß eine (scheinbare) Aufwertung der Psychiatrie im Trend der Zeit, die Zwang, Gewalt und (historische) Greuel der Psychiatrie vergessen machen soll.

These 3: Psychotherapie in der Psychiatrie wirft die Patienten auf sich selbst zurück und fördert subtil moralisierende Schuldzuschreibungen, da sie auf die naturwissenschaftlich-wertfreie Distanz verzichtet.

Frage 4: Sind psychiatrischer Zwang und Psychotherapie vereinbar?

These 1: Es wäre grausame Unmenschlichkeit, dekompensierende psychisch Kranke ihrem inneren Chaos, ihrer Ambivalenz zu überlassen und die Hände in den Schoß zu legen, bloß weil diese Kranken von sich aus keine Hilfe suchen (können).

These 2: Gewaltsame Interventionen können bei psychisch schwerkranken Menschen notwendig werden, bedeuten aber das Ende einer psychotherapeutischen Behandlung, wenn Zwang vom Psychotherapeuten ausgeht.

Frage 5: Ist eine „14-Tage-Psychotherapie" möglich?

Die durchschnittliche Aufenthaltsdauer auf den psychiatrischen Aufnahmestationen in Gugging beträgt zwischen zwei und drei Wochen.
These 1: In dieser Zeitspanne wäre jede Psychotherapie eine Illusion,
These 2: Innerhalb dieser Zeitspanne ist wertvolle psychotherapeutische Arbeit möglich.
These 3: Innerhalb dieser Zeitspanne sind bestenfalls Vorbereitungen für eine spätere psychotherapeutische Weiterbehandlung erreichbar.

Frage 6: Wie kann die „babylonisch-psychotherapeutische" Sprachverwirrung überwunden werden?

Angesichts allein der zahlreichen psychotherapeutischen Methoden mit je unterschiedlichen Theorien und Bezeichnungen scheint Kommunikation von Psychotherapeuten schwierig zu sein. Und was geschieht erst, wenn ärztliche und nicht-ärztliche Psychotherapeuten, biologisch bzw. sozialpsychiatrisch orientierte Psychiater mit psychotherapeutisch orientierten Kollegen eine Fallkonferenz abhalten?

Frage 7: Wie können Effizienz und Effektivität der psychotherapeutischen Behandlung überprüft und belegt werden?

2. Vorläufige Antworten

Zur Frage 1: Bipolar oder integrativ – das ist die Frage! Gibt es ein ideales Modell zur Organisation einer stationären psychiatrischen Psychotherapie?

Bei der Betrachtung der Psychotherapie im stationären Bereich müssen verschiedene Aspekte berücksichtigt werden. Der Patient, genauso wie der Therapeut, steht als Individuum nicht alleine, sondern stets in einer Gruppe. Die Station bildet eine Subgruppe innerhalb der übergeordneten sozialen Einheit des Krankenhauses. Die Psychodynamik der Station beeinflußt und wird beeinflußt von der Dynamik der gesamten Organisation.
Die Komplexität des Systems „Stationäre Psychotherapie in einem Krankenhaus" erschwert es, die wechselseitigen Einflüsse und Abhängigkeiten der Subsysteme voneinander zu berücksichtigen, in prinzipielle Reflexionen und gleichermaßen in die aktuelle Therapieplanung einzubeziehen. Parallel zu dieser „makroskopischen" Sichtweise ist selbstverständlich die „mikroskopische" der Alltagsinterventionen ebenso wichtig, also die Berücksichtigung von Übertragungs- und Gegenübertragungsphänomenen, die psychischen Auswirkungen von Einweisung,

Leben auf der Station, Vorbereitung der Entlassung etc., die mit der psychotherapeutischen Behandlung per se nichts zu tun haben.

Nach Hinselwood [8] sind drei Arten der stationären Psychotherapie zu unterscheiden, die auf den Modellen von Janssen [10] basieren:

Bipolar Typ 1:

Psychotherapie ist eine Behandlungsform im gesamten therapeutischen Spektrum einer psychiatrischen Abteilung, die nach konventionellen Richtlinien geführt wird.

Bipolar Typ 2:

Die Psychiatrische Abteilung ist soziotherapeutisch ausgerichtet, Psychotherapie ist eine spezielle Behandlungsform.

Integrativer Typ:

Hauptgewicht der Behandlung liegt auf der psychodynamischen Betrachtungsweise der Interaktionen zwischen Patientengruppe und Behandlerteam unter Einbeziehung von Sozio- und Psychotherapie.

Unter den auf sozialpsychiatrische Grundversorgung [14] ausgerichteten praktischen Gegebenheiten in der NÖ Landesnervenklinik Gugging wird der integrative Typ allgemein als Idealziel angesehen. Im Arbeitsalltag wird jedoch eine Mischung aus den bipolaren Typen 1 und 2 verwirklicht.

Für die meist zeitaufwendige Psychotherapie im engeren Sinne bleibt den ÄrztInnen bei der Vielzahl der Versorgungsaufgaben wenig Zeit. Die unter besonders günstigen Bedingungen vereinzelt durchgeführte Einzeltherapie stellt sowohl für die PatientIn, als auch die TherapeutIn einen luxuriösen Sonderfall in der Routinebehandlung dar.

Gruppentherapie wird bevorzugt angewendet, einerseits aus zeitökonomischen Gründen, andererseits wegen ihrer gruppenspezifischen Wirkungen. In der Gemeinschaft der Gruppe erfährt sich der/die PatientIn innerhalb einer geschützten und schützenden Sozietät, kann die Entwicklung seiner MitpatientInnen beobachten, sich in Interaktionen erproben und seine Entfremdung und Isolation überwinden. Die morgendlichen einstündigen „Morgenrunden", in denen PatientInnen und BehandlerInnen eines Sektors zusammentreffen, sind sowohl soziotherapeutisch, als auch psychotherapeutisch strukturiert. Die Gruppenarbeit erfolgt themenzentriert, fokussiert auf den Anlaß des Krankenhausaufenthaltes, von dem aus auch allgemein individuelle, die Beziehungs- und Interaktionssysteme betreffende Problembereiche angeschnitten werden.

Eine Umfrage von Luss [13] ergab, daß die Mehrheit der in die Therapie involvierten Berufsgruppen die Psychotherapie als wichtigen Anteil innerhalb der Behandlung ansieht, ohne den eine Problemlösung und eine verändernde Entwicklung des Patienten nicht möglich ist. Weiters herrscht eine realistische Einschätzung über die begrenzten Möglichkeiten innerhalb der gegebenen Strukturen vor, begleitet von einer gewissen Unzufriedenheit darüber.

Zusammenfassung der Situation in Gugging:
Entsprechend dem Ideal des integrativen Modells stationärer Psychotherapie wird die ganzheitliche, integrative Grundhaltung angestrebt, wobei die Praxis des Alltags oft „nur" bipolare Modelle erlaubt.

Zur Frage 2: Psychotherapie und pharmakologische Behandlung – ein Bruderzwist?

Ein chinesisches Sprichwort lautet: „Gib einem Menschen Fisch und er wird essen. Lehre ihn zu fischen und er wird nicht mehr hungrig sein."

Es besteht wohl kein Zweifel darüber, daß bei psychiatrisch Schwerkranken – z.B. in der Behandlung Depressiver die Kombination von medikamentöser Therapie und Psychotherapie am effizientesten ist. Die medikamentöse Therapie erwirkt relativ schnell das Abklingen der somatisch-vegetativen (biologischen) Symptome, Psychotherapie zeigt einen späteren Wirkungseintritt im Sinne einer Veränderung und Entwicklung der Gesamtpersönlichkeit, und ist somit für die Krankheitsbewältigung förderlich.

Bei schweren psychiatrischen Erkrankungen ermöglichen Psychopharmaka überhaupt erst einen psychotherapeutischen Zugang durch die Dämpfung florider Symptome, die Reflexion bzw. psychotherapeutische Begegnung erheblich behindern bzw. verhindern würden.

Daß die Verabreichung von Psychopharmaka selbst schon Psychotherapie ist, dürfte eine Sichtweise von geringem Nutzen sein. Langer [11] definiert jegliche Therapie als „. . . irgendeine Behandlungsmethode von Krankheiten, für welche der Erfolg wissenschaftlich nachgewiesen und repliziert werden konnte." Er nennt „psychoaktiv" jene Wirkungen von chemischen Substanzen, Gesprächen usw., die psychisches Geschehen, in welcher Form auch immer, beeinflussen. In dieser Diktion wird jede therapeutische psychoaktive Beeinflussung zur Psychotherapie und der Begriff „Psychotherapie" wird unspezifisch aufgebläht.

Das Menschenbild der verschiedenen psychotherapeutischen Schulen, ihre Theorien über Entstehung und Behandlung psychischer Erkrankungen sind für die psychotherapeutische Haltung und Behandlung unverzichtbar.

Ob Psychopharmaka von einem ärztlichen Psychotherapeuten verordnet werden dürfen oder nicht scheint mehr von theoretischem bzw. dogmatischem Interesse. In der Behandlung bestimmter Patienten kann es ein Problem darstellen, vor allem, wenn sich Psychotherapeuten der dynamischen Komponente der Medikamentengabe an sich (Symbolik, Widerstand, Gegenübertragung, etc.) nicht bewußt sind.

Für den Psychotherapeuten kann es manchmal entlastend sein, wenn er/sie nicht gleichzeitig für die medikamentöse Therapie verantwortlich ist.

Im Sinne einer ganzheitlichen Therapie (biologisch-medizinisch, soziologisch, psychodynamisch) sind psychotherapeutische und pharmakologische Behandlung in der Person des psychotherapeutisch ausgebildeten Psychiaters durchaus vereinbar.

Zur Frage 3: Wem nützt die Psychotherapie in der Psychiatrie – den Patienten, den Psychiatern, der Institution „Psychiatrie", der Gesellschaft?

Psychotherapie in der Psychiatrie nützt sicherlich allen: Patienten, Psychiatern und anderem psychiatrisch tätigen Personal, der Institution als solcher, ihrem „Image" und der Gesellschaft, da ja jeder „auf die Psychiatrie kommen kann".

Patient und Psychiater profitieren z.B. gleichermaßen von Überlegungen zu Übertragungs- und Gegenübertragungsphänomenen, deren Erkennung und Auflösung. Beide bleiben auf diese Weise besser geschützt vor leidbringenden Verstrickungen (Kollusionen), Chronifizierung von neurotischen Haltungen einerseits und „Burn-out" andererseits.

Das durch eine psychotherapeutische Haltung induzierte Stationsklima, das mehr nach Verständnis und Bedeutung der psychopathologischen Phänomene trachten wird, als nach deren rigoroser Beseitigung um (fast) jeden Preis, humanisiert die Psychiatrie als Ganze.

Die wissenschaftliche Evaluation von Psychotherapie wirft zahlreiche methodische Probleme auf. Beispielsweise ist es schwierig, den spezifischen Einfluß der Gruppenpsychotherapie auf die Behandlung in der Akutphase anzugeben, oder abzuschätzen, welche Auswirkungen das Stationsklima insgesamt haben wird.

Patienten definieren die therapeutisch wirksamen Faktoren einer stationären Psychotherapie folgendermaßen (Leszcz, Yalom, Norden 1985) [12]:

– Förderung von Zusammenhalt und Hoffnung,
– Erleichterung des Ausdrucks von Gefühlen,
– Übernahme persönlicher Verantwortung,
– Verbesserung des Selbstverständnisses,
– Nächstenliebe,
– Erfahrung, daß Mitmenschen ähnliche Probleme haben,
– Ratschläge und Beispiele für Problemlösungen,
– Interpersonales und stellvertretendes Lernen.

Überhaupt wurde die Gruppentherapie als eine der wichtigsten Behandlungsformen während des stationären Aufenthalts angesehen. Lediglich Einzelgespräche mit dem behandelnden Arzt/Ärztin wurden noch mehr geschätzt. An dritter und vierter Stelle der „Beliebtheitsskala" standen der Austausch mit Mitpatienten und mit Personal.

Das von Leszcz, Yalom und Norden 1985 (siehe oben) vorgestellte Modell der stationären Gruppentherapie, das „Teamgruppen" und „Level"-

Gruppen unterscheidet, zeigt, daß die Entwicklungsstufe, auf der sich ein Patient befindet, die Struktur der Gruppe, die Ich-Stärke und noch andere Faktoren bei der Gestaltung der Gruppentherapie im stationären Bereich berücksichtigt werden müssen (siehe auch Bach 1980 [1]). Passiert das nicht, dann kann Psychotherapie im stationären Bereich auf die Selbstverwirklichung der psychotherapeutisch ausgebildeten Psychiater hinauslaufen, dann kann Psychotherapie den Patienten auf sich selbst zurückwerfen und subtil moralisierend Schuldzuweisungen fördern. In so einem Fall kann Psychotherapie statt einer Erweiterung von Möglichkeiten zu Einengung, Verwirrung und Verhinderung werden.

Interessant scheint in diesem Zusammenhang die Sichtweise eines offenbar nicht psychotherapeutisch ausgebildeten Psychiaters, der die emotionale Einstellung des Arztes zum psychisch Kranken charakterisiert [16]. In dieser Sichtweise basiert sie

1. auf der Einstellung des Patienten zu seiner Krankheit und

2. auf der Phänomenologie der Sympathiegefühle [17].

Entsprechend der Einstellung zur Krankheit können drei Gruppen von Kranken unterschieden werden:

Kranke, deren Leiden an ihrer psychischen Störung dem Leiden körperlich Kranker entspricht (z.B. phasenhaft auftretende endogen – depressive Verstimmungen) – ärztliche Haltung: Verstehendes Nachfühlen.

Kranke, die sich nicht krank fühlen (z.B. Wahnkranke, dementielle Syndrome) – ärztliche Haltung: Angerührt- und Betroffensein.

Kranke, deren Leiden sich nur in ihrem Schweregrad von jenen innerseelischen Konflikten und in der Lebensbewältigung unterscheiden, die dem Arzt aus seinem eigenen Erleben bekannt sind – ärztliche Haltung: Mitgefühl, Gefahr der Gefühlsansteckung und unbewußten Identifizierung.

Zum Problem der Empathie findet Scheler [17] eine feine Unterscheidung zwischen Verständnis, Nachfühlen – Mitfühlen, Einfühlen und „Gefühlsansteckung", ein Begriff, den Psychotherapeuten vielleicht fremdartig, aber in seiner Bedeutung nicht unbekannt finden werden:

„Was wir im Nachfühlen fühlend erfassen, ist die Qualität des fremden Gefühls, ohne daß es in uns ‚hinüberwandert' oder ein gleiches reales Gefühl in uns erzeugt wird'." Im Verstehen wird das Verstandene in keiner Weise real erlebt. Der aktuelle Gefühlszustand des Arztes bleibt unverändert.

Das Mitfühlen, das Mitgefühl geht nach Scheler darüber hinaus bis zu Mitleid, Gefühlsansteckung und Einfühlung, wobei sich „unwillkürlich und unbewußt, das eigene Ich mit dem fremden Ich identifiziert."

Es ist wichtig für die Behandlung, aber auch die Gesundheit des Arztes, vor allem die Qualität, nicht jedoch die Quantität der Gefühle teilnehmend mitzufühlen.

Zur Frage 4: Sind psychiatrischer Zwang und Psychotherapie vereinbar?

Zwang und Gewalt sind der Psychiatrie immanent. Es ist die schwierige Aufgabe der psychiatrisch Tätigen, unbedingt nötige Zwangsmaßnahmen in professioneller, das heißt nicht sadistischer oder ideologisch-politisch begründeter Weise einzusetzen. Auch Psychotherapeuten werden in bestimmten Situationen Zwangsmaßnahmen setzen bzw. einleiten müssen (z.B. bei suizidalen Patienten, bei drohenden, nach außen gerichtet aggressiven Patienten, allgemein bei Patienten, die die Kontrolle über sich verloren haben); dies zu leugnen, wäre eine Illusion. Durch die Einführung der Psychotherapie darf es auch nicht zu einer Polarisierung kommen zwischen einer „nur guten Psychotherapie" und einer „nur bösen Psychiatrie".

Somit soll der einen These zugestimmt werden: Es wäre grausame Unmenschlichkeit, dekompensierende psychisch Kranke ihrem inneren Chaos, ihrer Ambivalenz zu überlassen und die Hände in den Schoß zu legen, bloß weil diese Kranken von sich aus keine Hilfe suchen (können).

Die andere These kann zum Großteil verneint werden: Gewaltsame Interventionen können bei psychisch schwerkranken Menschen notwendig werden, bedeuten aber nur in wenigen Fällen das Ende einer psychotherapeutischen Behandlung, wenn Zwang vom Psychotherapeuten ausgeht. Klar angewendeter Zwang, das heißt nicht sadistisch ausgeübter, sondern auf das momentan Notwendige beschränkter Zwang wird im allgemeinen eine weitere psychotherapeutische Beziehung nicht unmöglich machen. Und momentan notwendig wird jener Zwang sein, der die momentan fehlende Selbstkontrolle durch vorübergehende äußere Kontrolle ersetzt. Zu einem späteren Zeitpunkt, wenn der/die PatientIn wieder über ausreichende Selbstkontrolle und Reflexionsfähigkeit verfügt, ist die Besprechung und Bearbeitung der Zwangsanwendung unerläßlich.

Zur Frage 5: Ist eine 14-Tage-Psychotherapie möglich?

Die durchschnittliche Aufenthaltsdauer auf akutpsychiatrischen Abteilungen ist innerhalb der letzten 25 Jahre drastisch zurückgegangen – parallel mit der Reduktion der psychiatrischen Krankenhausbetten. Geht man davon aus, daß Krankenhausaufenthalte so lange, wie nötig, aber so kurz, wie nur möglich dauern sollten, ist diese Entwicklung zumindest aus einzelnen Perspektiven begrüßenswert.

Die kurze Aufenthaltsdauer läßt aber Zweifel an der Wirksamkeit von Psychotherapie innerhalb dieser Zeitspanne entstehen. Klarerweise können Ergebnisse wie bei Langzeittherapien nicht erwartet werden. Trotzdem haben psychotherapeutische Methoden auch während dieser kurzen Zeitdauer eine Wirkung und vor allem wirken sie über die Zeit des stationären Aufenthalts hinaus.

In der oben zitierten Arbeit von Leszcz, Yalom und Norden [12] verhalf die Gruppenpsychotherapie den Patienten zur Abnahme ihres Isolationsgefühls, zu verbesserter Verbalisationsmöglichkeit und Engagement, was als hilfreich angesehen wurde. Hoffnung ist dabei ein relativ früh auftretender therapeutischer Faktor in der Gruppe und unterstreicht die Notwendigkeit, Patienten zum Zeitpunkt ihrer Krise und Verzweiflung Mut zuzusprechen; ein Ergebnis, zu dem bereits Maxmen 1973 gekommen war [15].

Verstehen und Einsicht treten in einer Gruppe als therapeutische Faktoren erst spät auf, und zwar sehr oft zu einem Zeitpunkt, zu dem die PatientInnen aus der stationären Betreuung bereits entlassen sind.

Patientengruppen auf Aufnahmestationen sind in ihrer Zusammensetzung stark fluktuierend, daher kommt dem Gruppenleiter besondere Bedeutung für die Kohäsion zu.

Die psychotherapeutische Behandlung, die im Rahmen der stationären Betreuung erfolgt, sollte soweit erfolgreich sein, daß sie die Patienten ermuntert bzw. ermutigt, diese Art der Therapie nach der Entlassung fortzusetzen. Eine Psychotherapie kann somit im Krankenhaus begonnen, jedoch selten beendet werden. Sie kann sicherlich viel erreichen, wenn sowohl von Seiten der Patienten, ihrer Angehörigen als auch von Seiten der TherapeutInnen die Erwartungen an eine stationäre Psychotherapie auf Aufnahmeabteilungen nicht an der traditionellen, ambulanten Psychotherapie gemessen werden. Stationäre Psychotherapie innerhalb der Akutpsychiatrie muß andere Ziele verfolgen und die Ausnahmesituation der Patienten sowie die zeitliche Limitierung berücksichtigen.

Die Ziele der stationären Psychotherapie können z.B. sein:
- Stabilisierung in der Akutphase – Hoffnung schaffen,
- Vorbereitung und Motivation für anschließende ambulante Aufarbeitung,
- Verhinderung von „falscher Weichenstellung" zu einem möglichst frühen Zeitpunkt.

Zur Frage 6: Wie kann die „babylonisch-psychotherapeutische" Sprachverwirrung überwunden werden?

Eine moderne sozialpsychiatrische Behandlung ist ohne Teamarbeit innerhalb des stationären Bereichs, sowie ohne Vernetzung und Kooperation zwischen den Gliedern der Behandlungskette (Krankenhaus, Übergangseinrichtungen, Psychosoziale Dienste, Spezialambulanzen, niedergelassenen ÄrztInnen, etc.) undenkbar. Insbesondere ist die Zusammenarbeit zwischen intramuralen und extramuralen Diensten in Form einer „transmuralen Begegnung" wichtig. Dabei sind nach wie vor „Mauern" einzureißen – Mauern, die im Laufe der Jahre dadurch entstanden sind, daß intramural und extramural behandelte PatientInnen ein unterschiedliches Klientel darstellen, unterschiedliche therapeutische Schwerpunkte zu setzen sind und sich daher ein unterschiedliches Vokabular entwickelt hat.

Um eine fruchtbare Begegnung zwischen extramural und intramural Tätigen, sowie zwischen Vertretern verschiedener psychotherapeutischer Schulen zu ermöglichen, ergeben sich Forderungen an alle Beteiligten:

- Abbau von gegen- und wechselseitigen paranoiden Projektionen,
- Gedankenaustausch zwischen Psychiatern und Psychotherapeuten verschiedener Schulen,
- ein Mindestmaß an psychiatrischer Erfahrung für Psychotherapeuten – die einen müssen es erwerben, die anderen ein Erwerben ermöglichen!

Zur Frage 7: Wie können Effizienz und Effektivität der psychotherapeutischen Behandlung überprüft und belegt werden?

Psychotherapeutische Effizienz- und Effektivitätsforschung kann unter quantitativen oder qualitativen Aspekten erfolgen. Der wohl überwiegende Teil der bisher betriebenen Forschungstätigkeit orientiert sich an quantitativen Modellen, die die forschende Welt heutzutage dominieren.

Qualitative Verfahren sind bedeutend zeitaufwendiger in ihrer Durchführung und Auswertung; sie sind von zahlreichen methodischen Schwierigkeiten begleitet.

Einzelfallstudien, die in allen psychotherapeutischen Schulen gepflegt werden, sind eine andere Möglichkeit, Effizienz und Effektivität einer psychotherapeutischen Behandlung zu belegen. Diese Fallstudien können aber nicht zusammengefaßt werden und als solche dann als Vergleichsinstrumentarium zwischen den verschiedenen psychotherapeutischen Schulen verwendet werden.

In der Psychotherapie sind viele Variable von Bedeutung, die sowohl quantitativ, als auch qualitativ schwer meßbar zu machen sind; zum Beispiel die nonverbalen Interaktionen zwischen Patient und Therapeut, die als Interpunktion des gesprochenen Wortes eine ganz wesentliche Funktion haben. Mimik, Körperhaltungen und Sprachmelodie können durch die Verwendung von Videoaufzeichnungen in den therapeutischen Sitzungen erfaßt und von geschulten Beobachtern aufgearbeitet werden.

Eine von den bisher erwähnten Forschungsansätzen völlig unterschiedliche Art des Untersuchens ist die phänomenologische Forschung, der es nicht um das Warum geht, sondern um das „Was ist das". Ein Zentrum dieser Forschungsrichtung hat sich seit den 60er Jahren an der Duquesne Universität in Pittsburgh, USA konstituiert [6].

Zusammenfassend kann gesagt werden, daß es schwer ist, einen Forschungsansatz zu finden, der dem komplexen Phänomen der Psychotherapie gerecht wird. Wir stehen diesbezüglich noch sehr am Anfang und müssen sicherlich die bisher üblichen Wege der Effizienz- und Effektivitätsforschung verlassen, wenn wir nicht reduktionistisch vorgehen und Psychotherapie auf Teilaspekte verkleinern wollen.

Literatur

1. Bach H 1980: Psychoanalyse und Psychiatrie – Einführende Bemerkungen aus der Sicht der Psychoanalyse. Psychother.Med.Psychol. 30: 6–9
2. Bastine R 1992: Differentielle Psychotherapie in der Entwicklung – einige Bemerkungen zu dem Artikel von Klaus Grawe. Psychologische Rundschau 43: 171–173
3. Bergin A E, Lambert N J 1978: The Evaluation of Therapeutic Outcomes. In: Garfield S L, Bergin A (eds): Handbook of Psychotherapy and Behaviour Change: An Empirical Analysis, N.Y., Wiley, pp 139–189
4. Cremerius J 1990: Wodurch wirkt Psychotherapie? In: Lang H (ed) Wirkfaktoren der Psychotherapie, Springer, Berlin, pp 15–24
5. Eysenck H J 1982: The Effects of Psychotherapy: An Evaluation. J Abnorm Psychol 16: 319–324
6. Giorgi A, Barton A 1983: Duquesne Studies in Phenomenological Psychology Vol 4, Duquesne University Press
7. Grawe K 1992: Psychotherapieforschung zu Beginn der neunziger Jahre. Psychologische Rundschau 43: 132–162
8. Hinselwood R D 1988: Psychotherapy in an Inpatient Setting. Current Opinion in Psychiatry 1: 304–308
9. Hoge M A, McLaughlin K A 1991: Group Psychotherapy in Acute Treatment Settings: Theory and Technique; Hospital and Community Psychiatry, Vol 42, pp 153–158
10. Janssen P 1986: On Integrative Analytic-Psychotherapeutic Hospital Treatment. Int J Ther Comm 7: 225–241
11. Langer G 1986: Über die psychotherapeutischen Wirkungen von Psychopharmaka: Grundsätzliche Anmerkungen aus psychobiologischer Sicht, WMW 19/20, pp 491–497
12. Leszcz M, Yalom I D, Norden M, 1985: The Value of Inpatient Group Psychotherapy: Patients' Perceptions. Int. J. Group Psychotherapy 35 (3): 411–433
13. Luss K 1993: Bedeutung und Stellenwert von Psychotherapie in der sozialpsychiatrischen Grundversorgung am Beispiel der LNK-Gugging, Unveröffentlichtes Manuskript
14. Marksteiner A, Danzinger R 1986: Das Modell Gugging – Versuch einer Psychiatriereform
15. Maxmen J S 1973: Group Therapy as Viewed by Hospitalized Patients. Arch. Gen.Psychiat. 28: 404–408
16. Meyer J E 1989: Die Arzt-Patient-Beziehung in der Psychiatrie. Nervenarzt 60: 102–105
17. Scheler M 1948: Wesen und Formen der Sympathie, 5. Aufl. Schulte und Bumke, Frankfurt

Therapieplanung mit Überraschungen
Zum Stellenwert der Psychotherapie in der sozialpsychiatrischen Versorgung

W. Brosch

Zusammenfassung

Therapieplanung soll auf wissenschaflichen Erkenntnissen beruhen, wobei aus geplanten Experimenten als „Fragen an die Natur" gültige, rationale Antworten ableitbar sein sollen.

Therapie als „ärztliche Kunst" muß zusätzlich mit Unvorhersehbarem, Improvisiertem und Intuitiv-Irrationalem „rechnen" bzw. darauf reagieren. Wie läßt sich Psychotherapie als Kunst der Bezeihungsgestaltung und Realitätsdefinition in diesen Prozeß einordnen?

Vor dem Hintergrund des Gugginger Versorgungsmodells und der Funktionsweise der Aufnahmeabteilungen sollen Einfluß und Auswirkung psychotherapeutischer Elemente auf die Betreuung psychiatrischer Patienten analysiert und diskutiert werden. Besondere Aufmerksamkeit findet die enge Verwobenheit von psychischer Störung, intersubjektivem Beziehungsnetz, sozialen Gegebenheiten und Interventionsversuchen auf sozialtherapeutischer, pharmakologischer und psychotherapeutischer Ebene. Paralellen zu Elementen und Gedanken der Chaostheorie und der Theorie komplexer Systeme werden hergestellt.

Einleitung

Als Einstieg in das Thema möge ein charakteristisches Beispiel aus der Praxis dienen:

Aufgenommen war eine Frau, 50 Jahre alt, zum 8. Mal auf der Psychiatrie mit der Diagnose paranoid-halluzinatorische Schizophrenie. Ihrer unfreiwilligen Aufnahme waren dramatischere Ereignisse zu Hause vorausgegangen:

Angestellt beim Bezirksgericht war sie mehrere Wochen bereits im Krankenstand gewesen, hatte – massiv halluzinierend – die Stimme des Richters gehört, auch die einer Kollegin, hatte sich sehr bedroht gefühlt und entsprechende Beschimpfungen der Behörden von sich gegeben, mit ihrem Gatten massive Streitigkeiten gehabt, und auch schon ein Messer gewetzt – konkret gesprochen – um es zu ihrer Verteidigung bei sich zu haben.

Einige praktische Ärzte hatte bereits unliebsame Erfahrungen mit ihr gesammelt und schreckten vor einer Einweisung zurück, da sie Tätlichkeiten befürchteten.

Die kleine, aber resolute Frau war während des Aufenthaltes anfangs unwirsch, abweisend, paranoid. Als sich ihr Zustand langsam besserte, planten wir ein Gespräch gemeinsam mit ihrem Gatten. Uns schien dieses Vorgehen notwendig, da einerseits der Aufnahme massive häusliche Streitigkeiten vorausgegangen waren, und sich der Gatte – ebenfalls ein ehemaliger Patient des Krankenhauses – in großer Aufregung und Verzweiflung um Hilfe an den PSD gewendet hatte.

Andererseits hatte die Patientin immer wieder auf die schwierige häusliche Situation, die Unverläßlichkeit ihres Mannes hingewiesen und große Sorgen um ihren 10jährigen Sohn geäußert.

Wir setzten also einen Termin fest, um bei einem Gespräch zu viert (Patientin, ihr Gatte, der Sozialarbeiter und der Arzt des Sektors) die häusliche Situation zu besprechen. Das Gespräch sollte der „Befriedung" der Eheleute dienen, war als Voraussetzung für die Entlassung der Patientin angesetzt und hatte als ausgesprochenes Ziel, einen lebbaren Vertrag bezüglich des Zusammenlebens zu erarbeiten.

Die Patientin war in Erwartung des Gespräches sehr nervös, hastig und aufgeregt. Gleich zu Beginn, nach Absteckung des Rahmens und des Ziels der Zusammenkunft riß sie das Gespräch an sich, und erläuterte laut, logorrhoisch, und bestimmt, daß es keinerlei häusliche Probleme mehr gäbe, sie wieder in ihren Beruf zurückkehren wolle, ihr Mann ja schon Sehnsucht habe nach ihr, und ihr sicher in allen Punkten zustimmen werde.

Trotz Unterstützung gelang es nicht, auch den Mann zu Wort kommen zu lassen. Immer wieder antwortete die Patientin an seiner Stelle oder fiel den anderen Gesprächspartnern ins Wort.

Nach etwa 15 Minuten beendeten wir die Unterredung, ausdrücklich mit der Empfindung, ein sinnloses und ergebnisloses Gespräch geführt zu haben, das statt aufbauend, konfliktbereinigend zu sein, lediglich die unüberbwindbaren Schwierigkeiten im Zusammenleben der beiden nur vertieft hatte.

Aber schon wenige Stunden später war die Patientin wie ausgewechselt, freundlich, nett, hilfsbereit und verständnisvoll im Stationsalltag, bemühte sich um eine Normalisierung der Beziehung zu mir, ihrem behandelnden Arzt, und zu den anderen Stationsmitgliedern.

Sie äußerte große Sorge um ihren Gatten, als sie ihn bei ihren regelmäßigen Telefonaten nach Hause nicht antraf, auch allgemein Sorge um sein Wohlergehen und ob er auch wirklich alleine mit allem zurecht käme.

Gleichzeitig suchte der Gatte am nächsten Tag den PSD auf, um sein Bedauern über das mißglückte Gespräch vom Vortag zu äußern, und seine Besorgnis, er könnte seine Frau durch sein Verhalten mißtrauisch machen und erzürnen.

Beide waren umeinander besorgt geworden, versuchten aufeinander Rücksicht zu nehmen und zuvorkommend zu sein.

Die positiven Verhaltensänderungen der Patientin hielten an, wir beurlaubten sie über das darauffolgende Wochenende – und siehe – zu Hause war einträchtiger Friede eingekehrt, unabhängig voneinander berichteten beide nach dem gemeinsam verbrachten Wochenende, daß nunmehr wirklich die Beziehung wieder in Ordnung und die wechselseitige Zufriedenheit miteinander eingetreten sei.

Wir entließen bald darauf die Patientin, die sich auch in den folgenden Wochen an die Vereinbarungen zur Nachbetreuung pünktlich gehalten hat.

Was war eigentlich geschehen?

Die Therapieplanung war fehlgeschlagen, ein Vertrag der Eheleute nicht zustandegekommen. Aber im Fehlschlagen hatte sie sich gleichzeitig bewährt, Die Beziehungen hatten sich normalisiert und stabilisiert.

Hatte die Patientin mit ihrer beschwörenden Versicherung, keinerlei Probleme mehr zu haben, recht gehabt? Hatte sie die Schwierigkeiten gerade durch ihre heftigen Beteuerungen beseitigt?

Wäre ein Vertrag tatsächlich zustandegekommen, so hätten wir angenommen, daß dieses therapeutische Gespräch für die Stabilisierung der Patientin ausschlaggebend gewesen wäre.

War es nun gerade das therapeutisch mißglückte Gespräch gewesen, das wechselseitige Fürsorge induziert hatte? Hatte gerade das Versagen der therapeutischen Bemühungen die Autonomie, die Selbstheilungskräfte in den Beteiligten geweckt, das Ehepaar dadurch „erkannt", das es auf sich allein gestellt weitermachen müßte, sich nicht entkommen könnte, auch nicht durch die Bemühungen der Psychiatrie und damit das destruktive Verhalten aufgegeben? War also der ungeplante Mißerfolg der geplanten therapeutischen Bemühungen gerade durch sein Mißglücken ein ungeplanter Erfolg? Was wäre ohne Gesprächsversuch, ohne Planung geschehen?

Stationäre Krisenintervention

Das Arbeitsprinzip der Aufnahmestation, die den Rahmen des eben berichteten Falles darstellt, ist am besten als permanente Krisenintervention zu bezeichnen.

Natürlich erfolgt auch Krisenintervention geplant, aber die Pläne entstehen rasch und müssen ständig den rasch und unvorhersehbar wechselnden Gegebenheiten angepaßt werden. Ebenso variieren die Kriterien, nach denen Prioritäten gesetzt, Kontakte aufgenommen, Telefonate und Gespräche verschiedener Dauer und Schwerpunkte geführt oder abgelehnt werden. Es ist ja für die Behandlung eines bestimmten Patienten keineswegs gleichgültig, wie ausgelastet die Station gerade ist, welche anderen Patienten aufgenommen sind, in welchem Zustand sie sich befinden, wer vom Personal auf Urlaub ist, etc.

Mit absteigender Dringlichkeit, aber aufsteigendem Anspruch sind die Ziele dieser permanenten stationären Krisenintervention – vor dem Hintergrund der klassischen sozialpsychiatrischen Rehabilitationsziele auf den Ebenen der Therapie, des Wohnens, und der Alltagsgestaltung – die folgenden:
- Gewährleistung des Überlebens,
- Verbesserung der Lebensqualität,
- Gewährleistung mitmenschlicher Beziehungen,
- Verbesserung mitmenschlicher Beziehungsgestaltung,
- Übernahme und Verbesserung sozialer Rollen,
- Selbstentfaltung und Wachstum.

Trotz Zielhierarchie und Planung im vorher beschriebenen Sinn ist die Situation der stationären Akutversorgung bzw. das Verhalten der Betreuer, der Krankheits- oder Genesungsprozeß der Patienten aber insgesamt als komplexes System zu beschreiben, dessen Prognosen ebenso zuverlässig sind, wie die Wettervorhersage.

Das therapeutische Verhalten in dieser permanenten stationären Krisenintervention pendelt zwischen geplanter und planender Strukturierung und Mitschwingen im überraschenden, chaotischen Prozeß, der Patientenbetreuung, Aufnahmen, Entlassungen und Interaktionen auf der gesamten Station beinhaltet bzw. daraus aufgebaut ist. Die gesetzten Interventionen sind natürlich keineswegs zufällig, jedoch geprägt von dem phasenweise chaotischen Prozeß.

Man begegnet komplexen Systemen neuerdings fast überall: in Physik, Biologie, Soziologie, Meteorologie, Wirtschaftswissenschaften und auch

---

Abb. 1. Selbstähnlichkeit. Die Graphik zeigt fortgesetzte Vergrößerungen (etwa jeweils im Verhältnis 1 : 3,5) von Ausschnitten der Mandelbrot-Menge (das sogenannte „Apfelmännchen"). Die Fläche, die durch eine mathematische Formel definiert ist, scheint auf den ersten Blick von einer stark verzweigten Randlinie begrenzt zu sein. Doch der Schein trügt: bei fortgesetzter Vergrößerung des Grenzbereiches wird kein endgültiger scharfer Rand erreicht, sondern jeder noch so kleine Ausschnitt des Flächenrandes enthüllt neuerlich Verästelungen, Buchten, Arabesken und Fransen, die dem ursprünglichen, unvergrößerten Gesamtbild der Mandelbrot-Menge zwar nicht ident, aber ähnlich sind. Der Grenzbereich der Menge ist daher weder eine Linie (der Dimension 1) noch eine Fläche (der Dimension 2), sondern ein geometrisches Gebilde mit gebrochener Dimension – ein sogenanntes Fraktal. (Die Vergrößerungen erfolgen hier jeweils von einem mittleren Abschnitt im oberen Bereich, die Ausschnittsrahmen sind auf grund der schwarz-weiß-Darstellung nur undeutlich erkennbar)

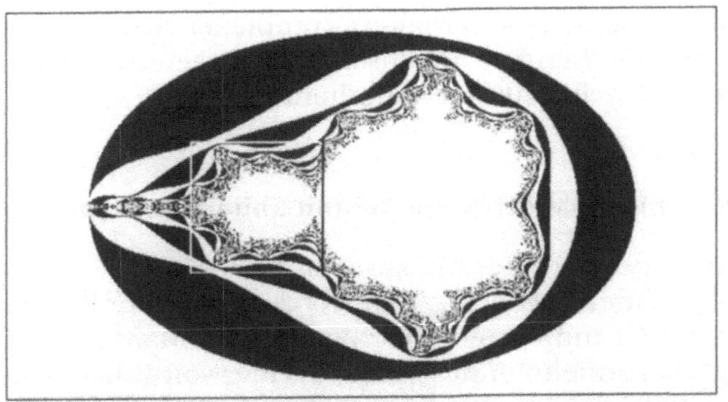

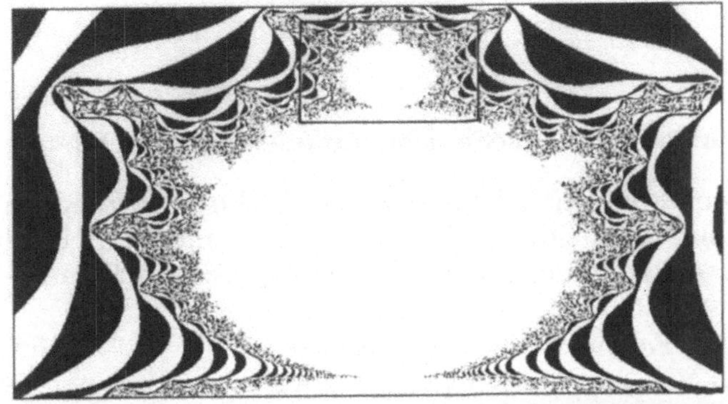

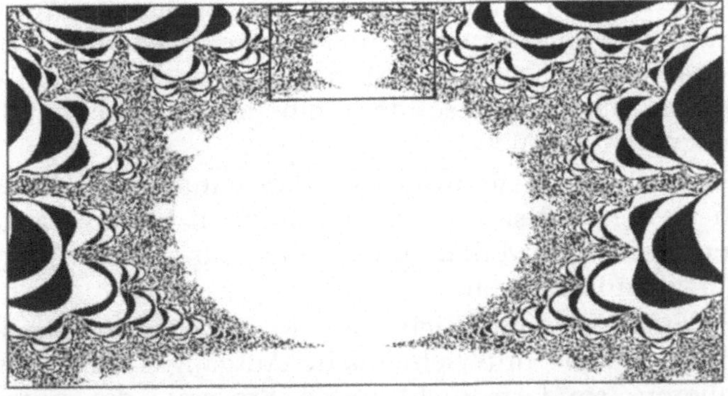

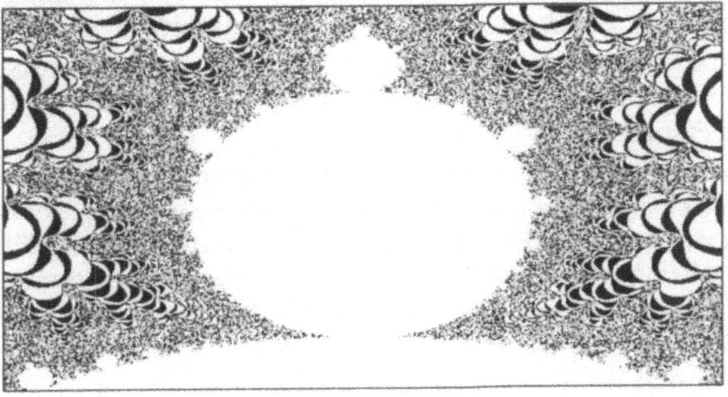

Medizin (Ciompi, Schipek). Das Verhalten komplexer Systeme ist durch eine Reihe von überraschenden Eigenschaften gekennzeichnet – ich möchte einige für die Psychiatrie relevante herausgreifen:

1. Chaos ist nicht gleichbedeutend mit „blindem Zufall"

Chaos – genauer gesagt deterministisches Chaos – hat eine innere Ordnung, gekennzeichnet durch das Prinzip der Selbstähnlichkeit. Das heißt, daß bestimmte Grundmuster unabhängig vom Maßstab auftreten, oder anders gesagt: bei zunehmender Vergrößerung von Bildausschnitten ergeben sich nicht die gleichen, aber stets wieder ähnliche Bilder, und das ad infinitum (Abb. 1).

2. Rekursion: Man mache immer wieder das Gleiche

Komplexe Systeme lassen sich mathematisch durch Rekursionen beschreiben. Bei einer Rekursion wird das Ergebnis eines umschriebenen Prozesses zum neuen Ausgangspunkt für eben denselben Prozeß – und das immer so weiter.

Der Prototyp der Formel ist die sogenannte

logistische Gleichung: $x_{n+1} = qx_n(1-x_n)$, $0 < q < 4$, $0 < x_n = 1$, $n = 1,2,3,\ldots$

Sie erzeugt eine Folge von Zahlenwerten, die für bestimmte Werte von q bei verschiedenen Ausgangswerten x_1 nicht auf einen festen Wert zusteuern (konstantes Verhalten), oder zwischen einigen wenigen Werten pendeln (periodisches Verhalten), sondern ein unregelmäßiges, chaotisches Verhalten zeigen (Abb. 2).

Der große Unterschied zu geordnetem (konstantem oder periodischem) Verhalten ist der, daß sich (unter bestimmten Voraussetzungen) große Änderungen im Langzeitverhalten einstellen, obwohl die Ausgangswerte nur minimal verändert waren.

In komplexen Systemen sind nicht nur Regelkreise mit negativer Rückkoppelung wirksam, die unterschiedliche Ausgangswerte auf einen Sollwert hinregulieren, sondern nichtlineare Prozesse, die unter bestimmten Bedingungen instabiles, chaotisches Verhalten zeigen.

Beide Eigenschaften – die Selbstähnlichkeit und die Rekursion – haben Entsprechungen in der Psychotherapie, vor allem im Kontext der stationären Akutversorgung:

1. Aus zeitlich begrenzten Begegnungen mit Patienten wird auf größere Zusammenhänge, auf Lebensmuster und -probleme rückgeschlossen, wobei vor allem auf szenische Informationen (Argelander 1970) zurückgegriffen wird. Dieser Schluß vom Einzelnen aufs Ganze entspricht einer Maßstabstransformation; die Muster bleiben nur dann invariant gegenüber dieser Transformation, wenn das Prinzip der Selbstähnlichkeit gegeben ist.

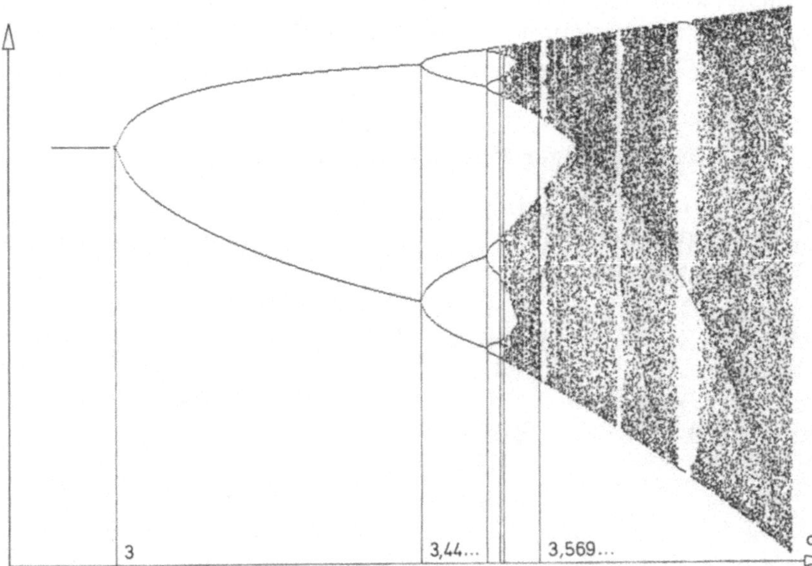

Abb. 2. Logistische Gleichung. Die Abbildung zeigt die Grenzwerte der durch die logistische Gleichung $x_{n+1} = qx_n(1-x_n)$, $0 < q < 4$, $0 < x_n < 1$, $n = 1,2,3, \ldots$ erzeugten Zahlenfolgen $\{x_1, x_2, x_3, \ldots\}$ in Abhängigkeit vom Parameter q. Für Werte von q zwischen 1 und 3 existiert nur ein einziger Grenzwert. Bei q = 3 kommt es zu einer sogenannten „Bifurkation", d. h., daß die Zahlenfolgen mit wachsendem Index n irgendwann zwischen zwei Fixpunkten zu oszillieren beginnen. Für noch größere Werte von q (ab q = 3,44 . . .) verdoppeln sich in immer kürzeren Abständen die Fixpunkte, die Bifurkationen fächern sich auf, bis schließlich bei q = 3,569 . . . der „Bifurkationsbaum" in einer regellosen Menge von Fixpunkten zerflattert. Hier kann das Verhalten der Zahlenfolgen nicht mehr vorausgesagt werden, es ist ein chaotischer Zustand erreicht. Nebenbei: auch der Bifurkationsbaum ist selbstähnlich, fortgesetzte Ausschnittsvergrößerungen ergeben immer wieder die gleiche Struktur!

2. In der Psychotherapie machen wir „immer wieder das Gleiche" – wenden die gleichen Methoden immer von Neuem auf die geänderten Umstände, die Patienten in ihrem Entwicklungsprozeß an – und landen dabei ganz überraschend an unvorhergesehenen Orten – wie das Fallbeispiel eingangs herausstreicht.

Es gibt deutliche Hinweise darauf (Hesch 1990, Gerok 1989, zit. nach Schiepek et al. 1992), daß Zustände von Gesundheit dabei sowohl geordnete, determinierte als auch chaotische Prozesse enthalten, während Krankheit entweder durch Starre oder durch irreguläre Unordnung gekennzeichnet ist. Es liegt hierin eine Spielgelung oder Entsprechung zwischen Modellen des Krankheitsprozesses und den Alltagsverhältnissen zu seiner Behandlung vor: auch die permanente stationäre Krisenintervention, das Funktionsprinzip der Akutabteilungen funktioniert, ist „gesund", wenn die Behandler zwischen Ordnung und Chaos pendeln können.

Möglicherweise hat im Fallbeispiel das verordnete Gespräch eine heilsame Irritation bedeutet, die den gesunden Wechsel zwischen Ordnung und (deterministischem) Chaos wieder in Gang gebracht hat.

Das Gugginger Modell – Statistk eines Sektors

Entsprechend dem Gugginger Versorgungsmodell, das die Kontinuität der Betreuung dadurch herstellt, daß stationäre Versorgung und ambulante Nachsorge durch die gleichen Personen erfolgt, sind in die Planung der kriseninterventionsartigen Akutbehandlung immer bereits die erweiterten Möglichkeiten der persönlichen Nachbetreuung mit eingeschlossen.

Es soll nun statistisches Material über die stationäre Versorgung einerseits und die ambulante Nachsorge andererseits aus dem Sektor Tulln präsentiert und analysiert werden.

Die Zahl der jährlichen Kontakte schwankt um den Mittelwert von 300, mit einem deutlichen Tief zu Beginn im Jahre 1983 und in der Mitte, im Jahre 1988.

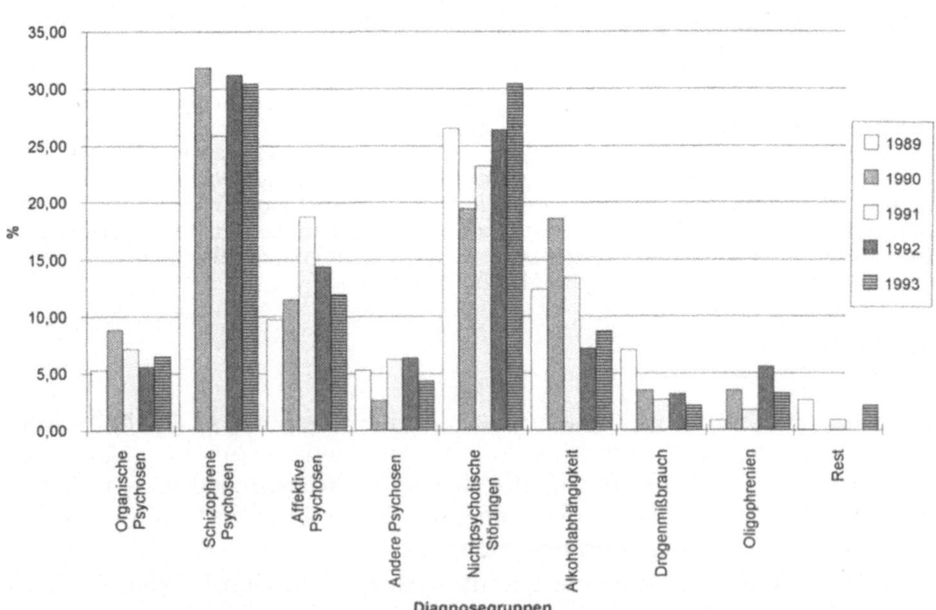

Abb. 3. Die Graphik zeigt die prozentuellen Häufigkeiten der einzelnen Diagnosegruppen, zusammengefaßt nach den Unterteilungen das ICD 9. Gemittelt über fünf Jahre sind die beiden größten Diagnosegruppen Schizophrene Psychosen mit 30% und – erstaunlicher Weise – Nichtpsychotische Störungen mit 25%. 13% der Aufnahmen sind den Affektiven Psychosen zugeordnet und 12% der Rubrik „Alkoholabhängigkeit". Die Jahresschwankungen innerhalb der einzelnen Diagnosegruppen sind schwer zu interpretieren, sie könnten in veränderten Diagnosegewohnheiten liegen

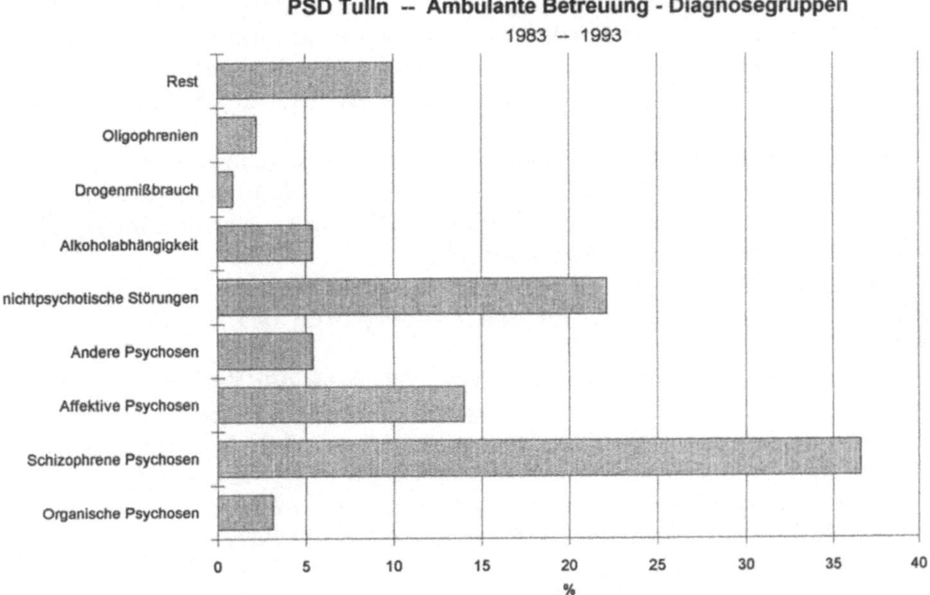

Abb. 4. Diese Graphik zeigt die Inanspruchnahme der Beratungsstelle des PSD, wobei nur die ärztliche Komponente berücksichtigt ist

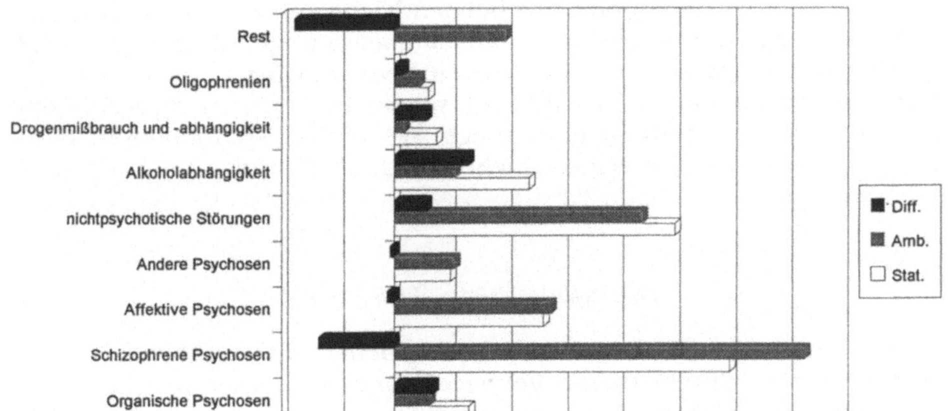

Abb. 5. Ein Vergleich zwischen den stationären und ambulanten Verhältnissen hinsichtlich der Diagnoseverteilung zeigt Differenzen über 5 % bei den Schizophrenen Psychosen und der Alkoholabhängikeit: und zwar in verschiedene Richtungen. In der ambulanten Betreuung ist der Anteil schizophrener Psychosen höher, als in der stationären. Und bei der Alkoholabhängigkeit sind die Relationen umgekehrt. Dies spiegelt die Konzeption des PSD als Nachbetreuung hauptsächlich für Schizophrene wieder

1983 wurde die Beratungsstelle eröffnet, die Patienten aus der Tullner Bezirkshauptmannschaft wurden damals gemeinsam mit jenen aus der BH Wien – Umgebung betreut. 1988 erfolgte die Übersiedlung der Beratungsstelle nach Tulln, die auch mit einem Wechsel des Sektorarztes verbunden war.

Hinsichtlich der Diagnosegruppen nehmen Schizophrene Psychosen den Hauptanteil mit 37% ein, gefolgt von 22% Nichtpsychotischen Störungen. Affektive Psychosen bilden 14% und Alkoholabhängigkeit gleichhäufig mit anderen Psychosen je 5%.

Die große Restgruppe in der Graphik wird durch die teilweise unvollständigen Aufzeichnungen aus den Pionierjahren des Beginns verständlich.

Eine genauere Analyse der Inanspruchnahme der Beratungsstelle des PSD zeigt die Unterteilung in „Gelegenheitsbesucher" die in den 11 Jahren des Bestehens insgesamt höchstens 10mal den Sektorarzt konsultierten, und „Stammgäste", die mehr als 10mal in der Kartei aufscheinen.

Es zeigen sich bei den Gelegenheitsbesuchern einerseits
1. zwei Spitzen in den Jahren 1989 und 1993 und andererseits
2. ein deutliches Überwiegen der nichtpsychotischen Störungen.

Eine mögliche Erklärung für die beiden Spitzen wäre die vor allem im ländlichen Bereich verbreitete Gewohnheit des „Doktor-Schaun Gehens": in beiden Jahren war ein Wechsel des Sektorarztes erfolgt (bzw. 1988 im Herbst). Außerdem wurde 1993 zusätzlich zu den bestehenden örtlichen Einrichtungen ein Tageszentrum eröffnet, das in enger Zusammenarbeit mit dem PSD für Patienten eine Tagesstruktur anbietet.

Der anteilsmäßige Unterschied bei den Nichtpsychotischen Störungen zwischen Gelegenheitsbesuchern und Stammgästen, die Reduktion von 28 auf 12% ist aus der Diskrepanz zwischen Bedürfnis nach Nachsorge und den Therapieangeboten des PSD zu sehen: eine für nichtpsychotisch gestörte Menschen zumeist notwendige spezifische Psychotherapie kann im PSD nur in Ausnahmefällen, nicht jedoch als Grundversorgung angeboten werden.

Die Stellung der Psychotherapie

Die entsprechend des Gugginger Modells durchgeführte Psychiatriereform war durchgehend getragen von psychotherapeutisch ausgebildeten Psychiatern. Ein direkter Vergleich zwischen psychotherapeutischen und nichtpsychotherapeutichen Sozialpsychiatern kann daher in Gugging nicht erfolgen. So bleibt zur Bestimmung des Stellenwerts nur die Selbstbeobachtung.

Die psychotherapeutische Grundhaltung fließt in die Alltagsarbeit ebenso ein, wie in die ambulante Nachsorge, sie ist gekennzeichnet von einer Haltung des Sinnsuchens und Verstehenwollens, auch von vordergründig Sinnlosem und Unverständlichem. Das die Akutpsychiatrie kennzeichnende gesunde und funktionale Systemverhalten wurde vorher als

Pendeln oder Wechseln zwischen linearer Ordnung und deterministischem Chaos beschrieben. Die Psychotherapie versucht immer wieder Lebensmuster und Lebenszusammenhänge aufzufinden bzw. herzustellen. Aus den Verhaltensmustern in einer bestimmten Situation, den sogenannten szenischen Informationen, z.B. in dem kurzen, überschaubaren Zeitraum eines Gespräches extrapoliert der Therapeut auf grundlegende Bezeihungs- oder Konfliktmuster, die er dem Patienten zu verdeutlichen sucht. Er macht sich dabei die Selbstähnlichkeit zu Nutze, schließt von einem Auschnitt mehr oder weniger vorsichtig auf das Ganze. Und kann sich dabei natürlich auch mehr oder weniger irren!

Vielleicht ist das wirksame Agens der Psychotherapie im Umfeld der psychosozialen Akutversorgung der wiederholte Anstoß zur Selbststrukturierung und Aktualisierung der organismischen Selbstheilungskräfte in einer Begegnung, in der der Therapeut gleichzeitig das zeitliche Vorher abstrahiert und miteinbezieht.

Jede Theorie – wie auch die Statistik – dient der Reduktion von Komplexität. Auch die Theorie von der Medikamentenwirkung ist eine Abstraktion – wie jeder behandlende Arzt weiß. In der Alltagssituation ist nämlich die Wirkung ein ebenso komplexes System, wie der behandelte Patient, der die wissenschaftlichen Reduktionen und Abstraktionen nicht mitmacht. Bekannterweise beeinflußt er damit die Medikamentenwirkung, wie die Behandlung insgesamt.

Die Komplexität des Geschehens widersetzt sich den aktuellen Methoden und Strebungen, die Effizienz und Effektivität der Psychotherapie nachzuweisen und nachzuprüfen, so wie die Wirkung von Medikamenten geprüft wird. Die Prüfung der Medikamentenwirkung orientiert sich auch an einem linearen Kausalverständnis von Krankheits- oder Genesungsprozessen.

Es wäre schade, von den chaotischen Elementen der Psychotherapie zu abstrahieren, damit eine lineare Überprüfung der Wirksamkeit möglich wird. Ich glaube, daß damit ein ganz wesentliches Elemet der Psychotherapie verloren ginge. Die Wirklichkeit des Versorgungsalltags sollte vielmehr in ihrer Komplexität abgebildet werden, was vom Prinzip des Modells her nur auf Kosten der Eindeutigkeit erfolgen kann.

Graphiken

Die Abbildungen zur Demonstration der Selbstähnlichkeit und der Logistischen Gleichung sind erstellt auf einem PC 486 DX-40, mittels des freeware-Computerprogramms FRACTINT 17.2, ausgedruckt auf HP Deskjet 500C.

Literatur

1. Argelander H 1970: Das Erstinterview in der Psychotherapie. Wissenschaftliche Buchgemeinschaft Darmstadt
2. Böker W, Brenner H D (Hrsg) 1989: Schizophrenie als systemische Störung. Die Bedeutung intermediärer Prozesse für Theorie und Therapie. Verlag Hans Huber, Bern

3. Ciompi L, Ambühl B, Dünki R 1992: Schizophrenie und Chaostheorie. Methoden zur Untersuchung der nicht-linearen Dynamik komplexer psycho-sozio-biologischer Systeme. System Familie 5. Springer, Berlin Heidelberg New York Taih Tchug, pp 133–147

4. Ciompi L 1989: Zur Dynamik komplexer biologisch-psychosozialer Systeme: Vier fundamentale Mediatoren in der Langzeitentwicklung der Schizophrenie. In: Böker W, Brenner H D (Hrsg) 1989: Schizophrenie als systemische Störung. Die Bedeutung intermediärer Prozesse für Theorie und Therapie. Verlag Hans Huber, Bern, pp 27–38

5. Ciompi L 1993: Der chaostheoretische Zugang zur Schizophrenie. Über nicht-lineare Dynamik komplexer Systeme. Vortrag am IV. Internationalen Schizophrenie-Symposium, Bern

6. Ciompi L 1993: Die Hypothese der Affektlogik, Spektrum der Wissenschaft, Februar 1993, pp 76–87

7. Gleick J 1988: Chaos – die Ordnung des Universums. Vorstoß in Grenzbereiche der modernen Physik. Droemer–Knaur, München

8. Mandelbrot B 1987: Die fraktale Geometrie der Natur. Birkhäuser, Basel

9. Marksteiner A, Danzinger R (Hrsg) 1985: Gugging. Versuch einer Psychiatriereform, AVM-Verlag, Salzburg

10. Schiepek G, Schoppek W, Tretter F 1992: Synergetics in Psychiatry – Simulation of Evolutionary Patterns of Schizophrenia on the Basis of Nonlinear Difference Equations. In: Taschacher W, Schiepek G, Brunner E J (eds) 1992: Self-Organiszation and Clinical Psychology. Springer, Berlin Heidelberg New York Tokyo, pp 163–194

11. Schiepek G 1991: Systemtheorie der Klinischen Psychologie. Beiträge zu ausgewählten Problemstellungen. Wissenschaftstheorie, Wissenschaft und Philosophie 33. Vieweg, Braunschweig, Wiesbaden

12. Strauss J S 1989: Intermediäre Prozesse in der Schizophrenie: zu einer neuen dynamisch orientierten Psychiatrie. In: Böker W, Brenner H D (Hrsg) 1989: Schizophrenie als systemische Störung. Die Bedeutung intermediärer Prozesse für Theorie und Therapie. Verlag Hans Huber, Bern

13. Tyler B, Wegner T, Peterson M, Brander H P 1990–1992: Fractint Version 17.2. The Stone Soup Group, freeware-Computerprogramm

14. Zeitler H, Neidhart W 1993: Fraktale und Chaos. Eine Einführung. Wissenschaftliche Buchgemeinschaft Darmstadt

15. Zubin J 1989: Die Anpassung therapeutischer Interventionen an die wissenschaftlichen Modelle der Ätiologie. In: Böker W, Brenner H D (Hrsg) 1989: Schizophrenie als systemische Störung. Die Bedeutung intermediärer Prozesse für Theorie und Therapie. Verlag Hans Huber, Bern, pp 14–26

Zeit in der Psychoanalyse

J. Shaked

Die *objektive* Zeit als eine physikalisch meßbare Größe bestimmt wesentlich zusammen mit dem Raum unsere Erfassung der äußeren Realität. Die *subjektive* Zeit hingegen ist mit dem psychischen Raum eine Variable unseres Innenlebens, die von unserem affektiven und Phantasieleben abhängig ist. Die subjektive Zeit, oder das Zeiterleben, kann die Zeitdauer ausdehnen oder zusammenraffen, die Zeit kann einem wie im Flug vergehen oder zähflüßig bis zum Stillstand vorkommen. In verschiedenen seelischen Zuständen oder unter Drogeneinfluß kann das Zeitgefühl geändert und manipuliert werden.

Die Psychoanalyse als eine dynamische Theorie der Persönlichkeit beschäftigt sich sowohl mit der Entwicklung des Zeitbegriffs und des Zeitgefühls beim Kind als auch mit Veränderungen des Zeiterlebens im Verlauf der persönlichen Geschichte. Das Zeiterleben hängt seit der Geburt eng mit dem biologischen Rhythmus von Hunger und Sättigung zusammen, dazu kommt der Schlaf- und Wachrhythmus, der Wechsel von Tag und Nacht, von Jahreszeiten und Mondphasen. Die früheste Vorprägung des Zeiterlebens findet vielleicht schon im Mutterleib mit der Wahrnehmung des mütterlichen Herzrhythmus durch den Fötus statt.

Piaget (1955) hat sich mit der Bildung des Zeitbegriffs beim Kind experimentell beschäftigt. Ihm geht es dabei um die psychologische Aneignung der Zeit als komplexe Organisation im Rahmen unseres Denkens und Gedächtnisses. Psychoanalytisch interessiert uns die Bedeutung der Zeit im unbewußten Seelenleben. In seinem Aufsatz „Das Unbewußte" (1915e) hat Freud auf die Zeitlosigkeit des Unbewußten aufmerksam gemacht. In anderem Zusammenhang bezeichnet Freud (1930a) die Zeitlosigkeit beim Säugling als ein „ozeanisches" Gefühl, das eine Wurzel der religiösen Vorstellung der Ewigkeit bilde. In der Terminologie der späteren Strukturtheorie Freuds ausgedrückt, kennt das Es keine Zeit, wohl aber besitzen die unbewußten Ich-Anteile eine Zeitvorstellung. In unserem Phantasieleben ist die Zeit mit Begrenztheit, Ende und Trennung verbunden. Die Zeit hängt mit Vergänglichkeit und dem Altern zusammen und ist demnach ein Bundesgenosse des Todes. Schon der Säugling lernt durch die Verleugnung in der Phantasie das Vernichtungsgefühl, das durch die zeitweise Abwesenheit der Mutter und den dadurch verursachten Hunger entsteht, zu bekämpfen. Bion (1962) setzt den Beginn des Denkens beim Säugling an dieser Mangelerfahrung fest und meint, daß die Abwesenheit der Brust durch eine Phantasie, oder in den Worten Freuds, durch eine halluzinatorische Wunscherfüllung, ersetzt wird.

Die zeitliche Abfolge der Entwicklungsphasen löst beim Kind ebenfalls Gefühle der Bedrohung aus. Die Trennung von der Mutter aus der Zeitlosigkeit der Symbiose – oder das Erreichen der depressiven Position bei der Melanie Klein (1940) – mit dem Gewahrwerden der eigenen Begrenztheit, wird beim Kind durch Verschmelzungsphantasien abgewehrt. Die Verleugnung des Todes in unserem Phantasieleben bildet auch die psychologische Grundlage für die religiösen Vorstellungen von der Ewigkeit als einen Zustand der Zeitlosigkeit, wo Vergänglichkeit und Tod keinen Platz haben. Der Tod ist in dieser Vorstellung nicht die endgültige Trennung, sondern eine Rückkehr zu einem Zustand der Verschmelzung mit dem Ewigen.

Der Begriff der Zeit wird vom Kind, beginnend mit der Aneignung der Sprache in der analen Phase, im Laufe der Entwicklung erworben. Die Zeit manifestiert sich hier in der Regelmäßigkeit der Ausscheidungsvorgänge und deren Regulierung durch gesellschaftliche Normvorstellungen. Die Beziehung des Kindes zum Kot als toter Materie, die aus seinem lebendigen Körper ausgeschieden wird und ihm die Begrenztheit und Wertlosigkeit seiner körperlichen Produkte demonstriert, ist ambivalent und wird mit Tabus belegt. Die tote Materie bekommt eine magische Qualität und wird dadurch paradoxerweise unsterblich. Ähnlich verfährt das Kind mit der Sprache. Die Sprache bezeichnet und ersetzt Gegenstände durch Worte. Das Wort wird daher von Hegel als „Mord am Ding" bezeichnet. Die Worte als tote Ausscheidungsprodukte werden vom Kind magisch besetzt und belebt. Die sprachlichen und gestalterischen Produktionen des Menschen überleben seine individuelle Existenz und sind potentiell unsterblich. Durch seine geistigen Produkte hat sich der Mensch über die Unerbittlichkeit des Zeitablaufs hinweggesetzt. Die Verleugnung der Zeit in der Phantasie ist ein Versuch, die Begrenztheit und die Endlichkeit des Lebens nicht zur Kenntnis zu nehmen, d.h. die Realität des Todes wegzudrängen.

In der ödipalen Phase folgt durch den Druck der Kastrationsangst auf das Erleben der eigenen Begrenztheit die Introjektion der elterlichen Imagines als ideal und unsterblich und der Aufschub der kindlichen Wünsche in die Zukunft. Die Bildung des Über-Ich repräsentiert diese Zukunftsdismension in der kindlichen Psyche. Das Ich lernt, auf die Befriedigung der Triebwünsche in der Gegenwart zu verzichten. Die Aufgabe der kindlichen Triebobjekte ist eigentlich eine Zeitversetzung, eine Projektion in die Zukunft. Im Unbewußten leben die verdrängten Wünsche weiter und drängen auf Erfüllung.

Neben der Verleugnung eignet sich die Regression durch eine Kehrtwendung in Richtung Vergangenheit als Abwehrmittel gegen der Irreversibilität der Zeit. Die Gegenwart wird im Lichte der Vergangenheit erlebt, als ob die Zeit stehengeblieben sei. Der Zukunft als eine lineare Fortentwicklung in Richtung Tod wird die Phatasie des Lebens als ewige Wiederkehr der Kindheit entgegengesetzt, um den unaufhaltsamen Fortgang der Zeit aufgehalten.

Hans Loewald hat in seiner Arbeit „Das Zeiterleben" (1974) die Zeit als eine psychische Aktivität bezeichnet, in der sich Vergangenheit, Gegenwart und Zukunft in einen Gesamtzusammenhang verschränken. In dieser Sicht ist der Zeitablauf, anders als im herkömmlichen Zeitkonzept, kein lineares irreversibles Kontinuum, sondern eine reziproke Beziehung von Zeitmodi, die sich im Erleben gegenseitig beeinflußen. In einer anderen Arbeit, „Superego and Time" (1962), bringt Loewald die psychische Struktur selbst in engen Zusammenhang mit der Zeit. So verknüpft er das Es mit dem Zeitmodus der Vergangenheit, das Ich mit der Gegenwart und das Über-Ich mit der Zukunft. Das Es als ein Reservoir unseres phylo- und ontogenetischen Erbes vertritt die Kräfte der Vergangenheit. Die verdrängten Erinnerungen aus der Vergangenheit drängen nach Bewußtwerden in der Gegenwart. Das realitätsgewandte Ich steht in Beziehung zur Gegenwart. Das Ich-Ideal vertritt die Vorstellungen, wie die Person in Zukunft sein soll und das Über-Ich als bestrafende Instanz ist bestrebt, das Ich umzugestalten, damit es in der Zukunft mehr dem Ideal entspricht. Vergangenheit und Zukunft prallen aufeinander im Ich als Vertreter der Gegenwart. Loewald versucht zwischen drei Begriffen zu differenzieren, die Freud als Austauschbar gebraucht hat: Ideal-Ich, Ich-Ideal und Über-Ich. Das Ideal-Ich wäre demnach die primitive narzißtische Identifikation des frühen Säuglings mit der Mutter im Sinne einer halluzinatorischen Wuscherfüllung, um die primärnarzißtische Einheit herzustellen. Es handelt sich also um eine phantasierte Vergangenheit, die in der Gegenwart wiederhergestellt wird. Diese phantasierte Vergangenheit – die Einheit einer undifferentierten Phase, wo Ich, Es und Außenwelt noch nicht differenziert sind – wird dann im Zuge der zunehmenden Entwicklung nicht mehr haluziniert, sondern wandelt sich in einen ersehnten Zustand, das Ich-Ideal, der in der Gegenwart nicht erreichbar, aber in der Zukunft gewünscht und erhofft wird. In dieser Phase ist die Unterscheidung zwischen dem Selbst und den Elternmagines noch unvollständig. Das Selbst erhofft die Erlangung der Allmacht durch magische Verschmelzung mit den Eltern, wobei noch keine klare Trennung zwischen außen und innen erfolgt ist. Erst mit der Aufgabe der ödipalen Objekten ist die Voraussetzung für die Internalisierung der Eltern als eine innere Struktur, das Über-Ich, welche die Zeitdimension der Zukunft repräsentiert, erfüllt. Wenn das Über-Ich in der Psyche nicht fest verankert ist, bleibt es labil, wird leicht nach außen projiziert und braucht Verstärkung von außen. Als letzte Differenzierung der psychischen Struktur, ist es am leichtesten von Entdifferenzierung bedroht, wobei eine Regression in Richtung Vergangenheit erfolgen kann. Das Über-Ich ist nicht nur eine Introjektion der Elternimagines, sondern auch ein Niederschlag der ödipalen Beziehungen mit ihren libidinösen und aggressiven Triebanteilen, und als solcher anfällig für regressive Entwicklungen. Als Träger der Zukunftshoffnung ist das Über-Ich aber entwicklungsfähig. Auch Edith Jacobson (1964a) betont die Rolle des Über-Ichs bei der Stärkung des Zeitsinns. Durch die Etablierung des Über-Ichs als feste Struktur entwickeln sich klarere Vorstellungen vom Alter, von der Zukunft und den Zukunftszielen.

Nach John Kafka (1977) spielt die Zeit in der analytischen Übertragungs-Gegenüberagungs-Situation eine prägende Rolle. Für den Patienten ist die analytische Stunde ein ausgedehntes „time out" (von der gewohnten Arbeit, vom gewöhnlichen Verhaltens- und Kommunikationsstil). Für den Analytiker ist sie hingegen ein ausgedehntes und relativ gewohntes „time in". Der Analytiker neigt mehr als der Patient dazu, die zeitliche Distanz zwischen Kommunikation und Erleben zu verbinden und Bedeutungen zwischen zeitlich von einander getrennten Einfällen und Ereignissen herzustellen. Er kann daher sowohl als „Kondensator" als auch als „Erweiterer" von Zeit angesehen werden und wird deshalb vom Patienten als jemand angesehen, der mit Zeit in einer ganz besonderen Art und Weise umgeht. Der Patient kann durch Identifikation und auf andere Art diese Methode erlernen, um selber das eigene Erleben von Zeit zu explorieren und dadurch Einsichten und Bedeutungen gewinnen. Durch die fortlaufende Strukturierung vergangener Erfahrungen in der Gegenwart kommt es in der Analyse zu einer Umstrukturierung der Zeiterfahrung. Die Kontinuität in der Zeiterfahrung korreliert eng mit der Objektkonstanz, der Fähigkeit, ein Objekt kontinuierlich innerlich zu besetzen, auch wenn es gelegentlich enttäuschend ist.

Die Psychoanalyse als geschichtliche Wissenschaft basiert auf der Annahme von Entwicklungen auf der Zeitachse. Die Psychoanalyse als Behandlungsmethode basiert auf der „Suche nach der verlorenen Zeit" und dem Versuch, die wiedergefundene Vergangenheit neu zu interpretieren. Dadurch werden Lücken in der erinnerten Biographie geschlossen und eine Kontinuität in der Lebensgeschichte hergestellt, die einer veränderten Identität entspricht. Die kindlichen Entwicklungsstadien folgen zeitlich aufeinander und hinterlassen Spuren in der Charakterentwicklung. Das Kind sträubt sich gegen die Wahrnehmung der Zeitbegrenzung und verleugnet Trennung und Tod. In Allmacht der Gedanken ist es Herr der Zeit. Bei günstiger Entwicklung bilden sich Hoffnung und Geduld als Tugenden, Belastungen hingegen führen zu einer Regression, zur Flucht aus einer unlustvollen Gegenwart in die Vergangenheit. Daher bringen alle psychischen Störungen auch eine Veränderung im Zeitgefühl. Das Leben in der Vergangenheit bzw. das Erleben der Vergangenheit in der Gegenwart ist geradezu ein Merkmal der Neurose. In der Psychose geht die Kontinuität des Erlebens verloren. Der Neurotiker manipuliert die Zeit auf magische Art im Sinne der Wunscherfüllung. Der Hysteriker beispielsweise verdrängt die Zeit, der Zwangsneurotiker behandelt sie als Ware, zerstückelt und verdinglicht sie. In der Depression bleibt die Zeit stehen, hingegen verflüchtigt sie sich in der Manie. In der Sucht herrscht das Bedürfnis vor, das Zeitgefühl aufzugeben. Auch Alltagsphänomene können mit einem veränderten Zeitgefühl einhergehen. In der Langeweile verlangsamt sich der Zeitablauf, ebenso bei Schmerzen, bei lustvollen Erlebnissen hingegen beschleunigt er sich.

Die psychoanalytische Behandlung hat zum Ziel, Trennung und Tod als Teil des Lebens anzuerkennen und das Leben als zeitlich begrenzt anzunehmen. Dies impliziert, daß der irrationale Umgang mit der Zeit, der ein Bestandteil seelischer Störungen ist, umgestaltet werden muß. Das psychoanalytische Setting schafft eine äußere Regelung von Zeit und Raum, die eine möglichst störungsfreie Exploration des Unbewußten, des Innenraums, in der Regression, d.h. zeitversetzt, begünstigen soll. Die Übertragung ist die die Belebung der Vergangenheit in der Gegenwart, die aktuelle Wiederholung von Kindheitserlebnissen.

In der psychoanalytischen Therapie spielt der zeitliche Rahmen eine bedeutsame Rolle. Die festgelegte Stunde strukturiert das Geschehen und beherrscht die Übertragungsbeziehung. Die Behandlung wiederholt die Kindheitsbeziehung in der Übertragung und versucht gleichsam die Kindheit zu korrigieren, indem die vergangenen Wunden, die nicht geheilt sind, in der Gegenwart wiederbelebt und bearbeitet werden. Das Durcharbeiten macht aus der Analyse ein langwieriges und mühevolles Unterfangen, wobei die Kontinuität der analytischen Beziehung das Überstehen von langen Zeitspannen von Depression, Bedrohung, Scham und Angst ermöglichen soll. Die Dauer einer analytischen Behandlung wird neben anderen Faktoren, wie der Schwere und Dauer der Störung, der Motivation und ähnliches, auch von den Zielen der Therapie bestimmt. Wenn das Behandlungsziel Symptomfreiheit, Verhaltensänderung oder die Bearbeitung eines fokalen Konflikts ist, kann die Behandlung schneller beendet werden als bei der klassischen Analyse, die auf eine volle Entwicklung und Auflösung der Übertragungsneurose abzielt. Dieses Ziel beinhaltet die Aufgabe der infantilen Triebwünsche und Größenphantasien mit der dazugehörigen Trauerarbeit, die Fähigkeit, Spannungen zu ertragen, die Begrenzungen der Realität zu akzeptieren und Sublimierungsfähigkeit. Unter anderem bedeutet dies das Akzeptieren der Endlichkeit und Begrenztheit der Zeit, die Auseinandersetzung mit der eigenen Begrenztheit und Sterblichkeit, aber auch der Erwerb der Fähigkeit zur Selbstdisziplinierung im Umgang mit der Zeit als eine nicht dehnbare Größe, was wiederum eine Auswahl zwischen verschiedenen Möglichkeiten innerhalb einer Zeitspanne impliziert. Die analytische Beziehung ist ihrem Wesen nach eine intensive, aber begrenzte. Die idealen Vorstellungen, die sich mit ihr verbinden, müssen aufgegeben werden, sonst wäre die Analyse eine unendliche. Die Aufgabe der Perfektionsansprüche ist mit Enttäuschungen verbunden, die Wiederholungen der Kindheitserwartungen und -enttäuschungen darstellen und wiederum durchgearbeitet werden müssen. Letztlich ist die Beendigung einer Analyse eine mehr oder weniger geglückte Kompromißlösung zwischen Idealvorstellungen und realen Möglichkeiten. Ferenczi (1927) betrachtet nicht eine Terminsetzung als eine ideale Beendigung der Analyse, sondern eine natürliche Erschöpfung der Analyse. So ein natürlicher Tod findet in der analytischen Praxis selten statt. Die meisten Analysen enden, ähnlich der Aufgabe der infantilen Wünsche in der Kindheit, mehr oder weniger traumatisch. Es ist, wie Bergmann (1988) in diesem Zusammenhang meint, „kein Wunder, daß Analysanden die Beendigung der Analyse so oft mit Tod in Zusammenhang bringen". Daher die Wichtigkeit einer längeren Abschiedsphase in der Analyse. Der Abschied verläuft günstig, wenn als Ergebnis die Fähigkeit zur Selbstanalyse als Erbe des analytischen Prozesses die Beziehung zum Analytiker in sumblimierter Form ersetzt und überlebt. Wie Freud in „Endliche und unendliche Analyse" (1937) hervorhebt, löst keine Analyse alle Konflikte und bewältigt alle Lebensprobleme. Wenn aber, ähnlich wie nach der Aufgabe des Ödipuskomplexes und der Verinnerlichung der Beziehung zu den Eltern in der Kindheit in Form des Über-Ichs, die analytische Beziehung als eine selbstkritische Fähigkeit internalisiert wird, d.h. als eine Fähigkeit, die Analyse als eine lebenslange Auseinandersetzung mit der eigenen Person fortzuführen, dann ist die Beendigung der zeitlich begrenzten Beziehung zum Analytiker geglückt.

Die Betreuungskontinuität in der Psychiatrie sowie die Behandlungskontinuität in der Psychoanalyse werden allmählich durch ein neues Paradigma ergänzt oder ersetzt, nämlich durch die Beziehungskontinuität, welche eine wichtige Voraussetzung für die Fähigkeit ist, Trennungen zu ertragen. In „Trauer und Melancholie" (1917e) meint Freud, daß das Ich ein verlorenes Objekt nur durch die Introjektion des Objekts und die Identifizierung mit ihm aufgeben kann. Die Identifikation mit dem Therapeuten als gutes inneres Objekt setzt eine Kontinuität der Beziehung voraus. Nach diesem Konzept gibt es keine wirklichen Trennungen im Seelenleben, nur die Ersetzung und Fortsetzung von signifikanten äußeren durch verinnerlichten Beziehungen. Unser Charakter besteht aus früheren Beziehungen, die sich im Laufe der Zeit in seelische Strukturen verwandelt haben. Strukturen sind relativ stabile kontinuierliche seelische Agenturen, die langsamen zeitlichen Veränderungen unterworfen sind. Die kontinuierliche therapeutische Beziehung zielt in der Psychoanalyse auf die Ermöglichung von solchen Strukturveränderungen.

Zusammenfassend kann man vielleicht summarisch behaupten, daß in psychoanalytischer Auffassung die Zeit als psychisches Element sowohl das Leben prägt als auch den Tod verkündet.

Literatur

1. Bion W R (1962): A Theory of Thinking. In: Int. J. Psycho- Analysis 43. (Deutsch: Eine Theorie des Denkens. In: Psyche 17 [1963]: 426–435)
2. Ferenczi S (1928): Das Problem der Beendigung der Analysen. Int. Z. Psa XIV: 1–10
3. Freud S (1915e): Das Unbewußte. GW X, S. 263–303
4. Freud S (1917e): Trauer und Melancholie. GW X, S. 427–446
5. Freud S (1930a): Das Unbehagen in der Kultur. GW XIV, S. 419–506
6. Freud S (1937c): Die endliche und die unendliche Analyse. XVI, 57–99

7. Jacobson E (1964a): The Self and the Object World. International Universities Press, New York (Deutsch: Das Selbst und die Welt der Objekte) Suhrkamp, Frankfurt/M. 1973
8. Kafka J S (1977): Zum Problem der Realität. In: Psyche 31: 712–731
9. Klein M (1940): Mourning and its Relation to Manic-Depressive States. In: Int.J.Psych-Anal., 16 (Deutsch: Die Trauer und ihre Beziehung zu manisch-depressiven Zuständen. In: Das Seelenleben des Kleinkindes und andere Beiträge zur Psychoanalyse. Klett Verlag, Stuttgart 1962)
10. Loewald H (1962): Superego and Time. In: Int. J. Psycho-Anal. 43: 264–268
11. Loewald H (1974): Das Zeiterleben. In: Psyche 28: 1503–1062
12. Piaget J (1955): Die Entwicklung des Zeitbegriffs beim Kinde. Rascher & Cie. AG, Zürich

Die Person des Therapeuten in langdauernden therapeutischen Beziehungen

H. Donat

Ich werde mich bei den folgenden Überlegungen auf langdauernde therapeutische Beziehungen in psychiatrischen Institutionen beschränken. Wenn diese Klarstellung in Ihnen unwillkürliche emotionale Reaktionen auslösen sollte wie Bedauern, Desinteresse oder im Gegenteil erfreute Zustimmung, dann behaupte ich, daß wir bereits einem zentralen Aspekt des Themas, nämlich dem der jeweils subjektiven Bewertung langdauernder Therapien in Institutionen begegnet sind.

Um eine gewisse Systematik in meinen Darstellungen zu erreichen, will ich versuchen, die verschiedenen Aspekte in ein „Zwiebelschalenmodell" zu ordnen.

Im Zentrum des Modells steht die Person des Therapeuten, der langdauernde Therapien in Institutionen führen darf, kann, will oder muß.

Dieser Mensch ist bekannterweise keine „Monade", sondern ist Einflüssen ausgesetzt, die sein Erleben als Therapeut und sein Verhalten beeinflussen, und die er bewußt oder meist eher vorbewußt und unbewußt aufnimmt und integriert. (Mit diesen Hinweisen will ich schon jetzt den mir zentral erscheinenden Bereich der Gegenübertragung in einem sehr weiten Sinn fokussieren).

Die von mir ins Auge gefaßten Einflüsse sind organisatorische, aus bestimmten Werthaltungen stammende und damit verbunden mehr oder weniger unbewußte emotionale Einflüsse auf die Person des Therapeuten. In gewisser Weise haben sie alle das Charaktermerkmal „chronisch".

Ihre Quellen sind:

1. Die Gesellschaft.
2. Allgemein ärztliche Grundhaltungen und im besonderen die psychiatrischen Institutionen mit ihren Reformen und Traditionen und den daraus entstehenden, oft nicht mehr leicht erkennbaren Widersprüchen.

3. Die Angehörigen.
4. Die Menschen, die in stationären und ambulanten Institutionen langdauernde therapeutische Beziehungen angeboten bekommen und –
   aus unserer Erfahrung – sie mehr oder eher weniger nützen können;
   kurz „Langzeitpatienten" genannt.

Ich möchte gleich zu Beginn eine *erste These* formulieren: Die Person
des Therapeuten in langdauernden therapeutischen Beziehungen steht in
einem komplexen Einflußfeld gesellschaftlicher, institutioneller und in-
terpersoneller Kräfte, die sie und somit Therapie und Therapieverlauf bewußt und unbewußt maßgeblich beeinflussen, ja oft bestimmen.

Zweite These: Die bewußte selbstkritische, offene Reflexion dieser Einflüsse ist für die Person des Therapeuten und dementsprechend für die
Behandlung von Patienten von großer Bedeutung und sollte geplante und
gezielte Veränderungen ermöglichen.

Ich kehre zu dem „Zwiebelschalenmodell" zurück.

Zur ersten „Zwiebelschale": Ich will in diesem Punkt einige Faktoren des
gesellschaftlichen Einflußfeldes ausführen. Während langdauernde Beziehungen im allgemeinen positiv mit den Begriffen beständig, treu, verläßlich wie in Partnerschaften, Geschäftsbeziehungen, Arbeit in Institutionen
bewertet werden, werden langdauernde therapeutische Beziehungen in
der Regel skeptisch bis stigmatisierend abwertend gesehen; sie werden
gern als „chronisch", hoffnungslos, unveränderbar und „zu lange" beur-
teilt, kurz: „Etwas stimmt nicht".

Diese Bewertung kommt zum Ausdruck im Sozial-Versicherungssystem
z.B. in der Einrichtung des Einschauarztes der Krankenkassen – der im
Gegensatz zu somatisch-medizinischen Abteilungen sofort überprüfen
muß, ob nicht ein „Asylfall" vorliegt; sie entspricht dem uralten Vorurteil,
daß psychiatrische Erkrankungen a priori unbeeinflußbar seien. Eine positive Änderung dieser Haltung ist allerdings auch zu betonen; sie besteht
in der Bereitschaft der Krankenkassen – z.B. in Wien – auch eine jahrelange psychotherapeutische Begleitung psychotischer Patienten zu fi-
nanzieren. Die Chance einer relevanten Veränderung des psychischen Be-
findens eines chronischen Patienten ist nur indirekt, aber doch eingeschlossen.

Die Einstellung der Gesellschaft zu psychisch Kranken, wie sie sich in
den Medien, im Ausschluß von psychischen Erkrankungen in Zusatzver-
sicherungsverträgen dokumentiert, will ich hier nur am Rande erwähnen.

Ich komme – ebenfalls stichwortartig – *zur zweiten „Schale":* Dem Einflußfeld der Medizin im allgemeinen und psychiatrischer Institutionen im
besonderen. Die uns in unserem Studium und unserer beruflichen So-
zialisation vermittelte Aufgabe als Ärzte und Pflegepersonen und Therapeuten ist die „Heilung der Kranken". Der Tod oder langdauernde, wenig
beeinflußbare Krankheitsverläufe sind Mißerfolge und werden nur zu oft
als Kränkung erlebt. Ausgliederung in jedweder Form ist die Folge, wie
auch das Beispiel geriatrischer Patienten in der Medizin belegt. Die
Psychiatriereform hat die Arbeit in psychiatrischen Institutionen enorm
verändert.

Bei vielen in der Psychiatrie Tätigen sind diese Fortschritte jedoch in ein beinahe dogmatisches Denken gemündet („Je kürzer der Aufenthalt, desto besser"): sowohl längerdauernde Aufenthalte als auch längerdauernde psychotherapeutische Betreuungsangebote gerieten dadurch eine Zeitlang grundsätzlich in Mißkredit. Die fachlich und menschlich ohne Zweifel positive und notwendige Reduzierung des Belags psychiatrischer Institutionen durch gezielte engagierte Rehabilitation hat zum einen den Schwerpunkt auf die Notwendigkeit langdauernder *ambulanter* therapeutischer Beziehungen verschoben, andererseits zur fragwürdigen Einrichtung von Langzeitstationen geführt.

Überspitzt formuliert: Während früher „chronisches Anstaltspersonal" mit (durch fehlende Rehabilitationsmaßnahmen) „chronischen Patienten" und – am Rande – mit „chronischen" Angehörigen zu tun hatten, gibt es in den meisten psychiatrischen Institutionen derzeit die sicher sinnvolle, aber auch dem Zeitgeist verpflichtete Akutstation, „attraktiv, effektiv und fortschrittlich", und am Rande die Langzeitstationen und in den ambulanten Bereichen die sogenannten „neuen chronischen Patienten".

Die Arbeit in Langzeitstationen ist für die meisten engagierten Anfänger zunächst ein Experimentierfeld und eine Herausforderung (und Gott sei Dank nicht mehr das Ergebnis von Strafversetzungen). Trotzdem ist in der Regel eine unausgesprochene Doppelbotschaft der Vorgesetzten zu erkennen: Einerseits hohe Erwartung an den Therapeuten, andererseits eine gleichzeitige resignierende Grundhaltung unter dem Motto: „Langdauernde therapeutische Beziehungen sind ohnehin wie eine katholische Ehe: Bis daß der Tod Euch scheidet".

Im ambulanten Bereich, der durch die vielfältigen sozialpsychiatrischen vorbildlichen Aktivitäten, wie mobile Akuteinsätze, Notdienst rund um die Uhr etc. enorm effektiv geworden ist, ist die Situation der langdauernde Therapie anbietenden Personen oft vergleichbar randständig.

Eine interessante institutionalisierte Lösung des Dilemmas erscheint mir zum Teil die – allerdings von der Ausbildungsordnung sinnvoll vorgeschriebene – Rotation bei den Ärzten, gelegentlich aber auch bei anderen Personalgruppen. Ein institutionelles Lösungs-Angebot aus einem nicht ausreichend reflektierten Dilemma?

Das *dritte Einflußfeld,* die Angehörigen: Ihr Einfluß ist durch die Psychiatriereform viel realitätsangemessener geworden, da die Arbeit mit Angehörigen zu den Routineangeboten psychiatrischer Institutionen gehört. Die Einbeziehung der jeweiligen Angehörigen mit ihren Hoffnungen, ihrer Resignation, den Schuldgefühlen, Vorwürfen, Wünschen nach Ruhe und Ordnung und Angepaßtheit ihrer Patienten, ihren Phantasien über somatische und psychologische Krankenheitsursachen und -verläufe, ihrer Ambivalenz, ihrem Engagement für oder ihrer Abkehr von den Patienten ist ein damit neuer, aber bedeutungsvoller Einflußfaktor auf den engagierten Therapeuten und die Therapieverläufe.

Der *vierte Einflußfaktor:* „Langzeitpatienten". Diese Patienten sind auf den ersten Blick für den psychotherapeutisch Tätigen dadurch interessant, daß sie lange psychotherapeutische Therapien ermöglichen. Dem Anfänger wird aus der Krankengeschichte oder aus Berichten des Patienten aber sehr bald klar, wieviele Therapeuten sich an diesen Menschen „die Zähne ausgebissen haben" oder mit wievielen sie schon in einem gemeinsamen „verbalen Wolkenkuckucksnest" gesessen sind. Eine Herausforderung sind sie aber in ihrer Dynamik von Hilflosigkeit und Eigenständigkeit, in ihrem so oft „eigenzeitlichen Rhythmus", ihrer befremdenden Beharrlichkeit und in ihrem oft unermüdlichen Wunsch nach Hilfe oder dem ebenso standhaften Festhalten an krankhaften, aber lange gewohnten Problemlösungen.

Sie dokumentieren den engagierten Versuch eines Menschen mit seinen Anlagen und seinem individuellen Schicksal in dieser Gesellschaft eine für ihn mögliche Lösung zu finden. Soll der Therapeut sie achten? Welche Alternativen hat er angesichts einer darauf schon lange eingestellten Umwelt anzubieten?

Fünftens, ich komme zum *Kern des „Zwiebelschalenmodells",* der Person des Therapeuten: Die Person des Therapeuten ist auch in langdauernden therapeutischen Beziehungen durch Alter, Geschlecht, persönliche Lebenserfahrung und Berufserfahrung und Ausbildung charakterisierbar. Schwierigkeiten des Therapeuten im Umgang mit komplexen therapeutischen Aufgaben, die aus diesem Bereich stammen, würde ich als persönliche und professionelle Gegenübertragungsprobleme charakterisieren.

Ich sehe aber auch einen nahtlosen Übergang in jene Gegenübertragungsprobleme, die gesellschaftlich, institutionell bedingt durch die oben beschriebenen Einflußfaktoren entstehen und bewußt gemacht werden müssen.

Im speziellen gehören dazu die Gegenübertragungsphänomene zur Chronizität, zum „Defekt".

Ein wichtiger, aber zu wenig beachteter Faktor ist das Einflußfeld professionell-psychotherapeutischer Gegenübertragung.

Ohne Kosten zu scheuen, trotz schlechter finanzieller Situation suchen die meisten in Institutionen tätigen Psychiater eine psychotherapeutische Zusatzausbildung. Die meisten dieser Ausbildungen sind nicht auf die Arbeit mit psychotischen Patienten oder gar Langzeitpatienten zentriert. Zusätzlich ist je nach psychotherapeutischer Schule die Grundkonzeption unterschiedlich.

Hat der Therapeut/die Therapeutin mit der psychotherapeutischen „Muttermilch" einen Anspruch auf Persönlichkeitsänderung des Patienten durch Psychotherapie internalisiert? Wie bewertet er die Bedeutung der Person des Therapeuten und der Beziehung zum Patienten als therapeutisches Agens, welche Bedeutung gibt er dem Gesamtsystem der Betreuer und den Angehörigen? Welche technischen Möglichkeiten hat er in seiner psychotherapeutischen Ausbildung erlernt, welche „dogmatischen" Grundsätze befolgt er bezüglich Therapiedauer, -frequenz, -setting, -abstinenz, oder im Rollenkonflikt zwischen psychotherapeutischen und somatisch-medizinisch-medikamentösen Therapieerfordernissen.

Genug der Aufzählungen!

Die entscheidende Frage ist, was passiert mit der Person des Therapeuten, wie verändert sie sich, wenn diese vielfachen Einflußfaktoren im hypothetischen Extremfall zwar wirksam, aber verdrängt werden?

Wenn wir psychoanalytische Konzepte zu Hilfe nehmen, so können wir grob gesprochen behaupten, daß die durch Affektisolierung unbewußt gewordenen, emotionale Konflikte darstellenden Kräfte sich auf die Persönlichkeit des Therapeuten auswirken. Sie führen zu Routinereaktionen oder analytisch gesehen Ich-syntonen, d.h. in der Regel ohne Leidensdruck erlebten, sekundär autonomen Funktionsweisen des Ichs, die sich in routinierten Verhaltensweisen, fast rituellen Umgangsformen manifestieren, die im Laufe der Zeit mit einer „Patina" versehen sind und – der Gedanke ist naheliegend – unter institutionellem Denkmalschutz stehen.

Diese Einflüsse sind also persönlichkeitsformend (!), aber auch ein Lösungsversuch (!), für den wir Verständnis haben sollten!

Diese durch Tradition somit geschützten und über Identifikation erleichterten Haltungen waren und sind – so behaupte ich – systemkonform.

Und nun lassen Sie mich zuletzt noch eine provokant wirkende Parallele zu chronischen Patienten ziehen. Auch bei ihnen fällt uns auf den ersten Blick „die Patina" in ihrem gesamten Verhalten auf („Der war schon immer so"). Ihre bizarren Verhaltungsweisen, ihr ungewöhnliches Erleben, der bis auf Krisen häufig fehlende Leidensdruck, legen eine ebenso Ich-syntone, sekundär autonome Persönlichkeitsveränderung nahe. Dieses ist vergleichbar das Ergebnis eines persönlichen Schicksals eines Menschen, der durch langdauernde Widersprüchlichkeiten der Einflüsse in seiner Lebensgeschichte und auch in der Institutionsgeschichte zu einem chronischen Patienten geworden ist.

Was sind nun die Konsequenzen einer derartigen Sichtweise? Wie schon eingangs erwähnt, sehe ich in der Bewußtmachung all dieser Einflußfaktoren eine Chance, die wir als Therapeuten bekommen.

Sie ermöglicht uns, weil wir den ungeheuren Vorteil haben, diese Faktoren und ihre Einflüsse suchend zu erkennen, nicht nur eine sinnvolle und immer wieder neu zu adaptierende Selbstdefinition; sie ermöglicht uns auch eine jeweils individuelle Entscheidung für oder gegen eine dauernde Beschäftigung mit langdauernden Therapien.

Aus dieser Sicht aber sollen und müssen daraus notwendige Konsequenzen, auch im nichttherapeutischen Bereich, d.h. im innerpsychiatrischen, im institutionellen und im gesellschaftlichen Feld abgeleitet werden. Solidarität mit Betreuern und Betroffenen ist nötig!

Ich glaube also, daß die im Zentrum dieses Zwiebelschalenmodells stehende Person des Therapeuten folgende Aufgaben und Chancen hat, um die „Schalen" zu lösen und nicht eingeengt zu werden:

1. Die kritische Durchleuchtung des eigenen therapeutischen Tuns, unter Berücksichtigung der Gegenübertragungsaspekte, gesellschaftlicher und institutioneller, persönlicher und professioneller Art. Sie ist die Basis für eine günstige psychohygienische Ausgangslage.

2. Die gezielte, dann weniger behinderte Auseinandersetzung mit dem für uns fremdartigen, aber im Grunde herausfordernden „Lösungsversuch" chronisch psychiatrischer Erkrankungen, ihrer „Eigenzeit", die uns befremdet, obwohl sie in ihren oben skizzierten Charakteristika gar nicht so fremd sein müßte! Es bedarf einer „Neubewertung" (!) dieser Patienten.Dazu gehört auch die gezielte Suche nach – in der Literatur allerdings wenig präsenten – Zugangsweisen zu einem neu-bewertenden therapeutischen Umgang (wie er in etwa in dem Bericht über das „Schneiderhaus – Gütersloh" dargestellt ist). Damit verbindet sich die Forderung nach einer Neubewertung der chronischen Patienten als Arbeits- und Forschungsschwerpunkt für die Psychiatrie der Gegenwart.

3. Das engagierte Aufzeigen, Suchen von Koalitionen und angemessene Auftreten gegen negative gesellschaftliche, institutionelle Normen und Werthaltungen und das Anbieten und Fordern von Alternativen.

Lassen Sie mich zusammenfassen: Von einem erweiterten psychoanalytischen Standpunkt handelt es sich bei diesen Betrachtungen der Person des Therapeuten in langdauernden therapeutischen Beziehungen um die Fokussierung jener Einflüsse, die in einer ungewöhnlich intensiven Weise und Komplexität „chronisch" wirksam sind und im weitesten Sinn Gegenübertragungsreaktionen auslösen. Aus meiner eigenen und aus meiner Supervisions-Erfahrung kann ich bestätigen, daß diese Faktoren zu wenig beachtet und auch in der Regel in Supervisionen zu wenig aufgezeigt werden. Es handelt sich ja nicht vorwiegend um die individuellen, aus der Lebens- und Beziehungsgeschichte des Therapeuten stammenden Probleme, es sind vielmehr sehr wirksame gesellschaftliche und institutionelle Probleme, die aber kollektiv verdrängt werden, weil sie durch Affektisolierung oft entschärft werden.

Auch wenn sich diese erweiterte psychoanalytische Betrachtungsweise der Person des Therapeuten für mich – und ich hoffe auch für Sie – als Anregung und Hilfe bei der langdauernden Therapie sinnvoll erweist, so muß ich doch in aller Bescheidenheit als Analytiker meine Überzeugung bekunden, daß mit klassisch psychonalytischen Methoden allein dem Verständnis, der Erforschung und der Therapie von Langzeitpatienten nicht Genüge getan wird.

Psychoanalyse kann bei Langzeitpatienten von der Konzeption und der Technik her nur einen Teil beitragen. Erfahrungen aus langdauernden Analysen und Stillständen können einiges beitragen; systemische, die Gesamtstruktur eines Versorgungssystems und einer Familie einbeziehende Betrachtungsweisen und Therapiekonzepte sind nötig; und ich hoffe, daß in einem derartigen wünschenswerten komplexen Therapie- und Forschungskonzept nicht die Frage an erster Stelle steht, welche Psychotherapierichtung das Gold ist, mit dem die anderen legiert werden.

Schizophrene Persönlichkeitsabwandlung als Schicksal?
Therapieziel oder Herausforderung

R. Schindler

Schizophrenie ist bekanntlich eine Erkrankung, die in Schüben verläuft. Das bedeutet, daß jeder Krankheitsschub auch nach Rückbildung eine Spur hinterläßt. Kraepelin nannte das: den *Defekt*. Das paßte zu seiner Vorstellung der „Dementia praecox", die er zwar revidierte, ohne aber das Bild eines schrittweisen Abstiegs zum „Endzustand" fallen zu lassen. Klaus Konrad hielt den Defekt für das eigentlich Spezifische an der Schizophrenie und definierte ihn als eine Art Vitalitätsverlust.

Das ist ziemlich komplex und tatsächlich blieb die klassische Psychiatrie die Angabe der ausfallenden Funktionen bis heute schuldig. Auch die von Huber und Süllwold angegebenen „Basisstörungen" können es nicht sein, da sie ja bereits das Akutbild bestimmen und sich überdies einer trainierenden Behandlungsweise zugänglich erweisen.

Tatsächlich zeigen die Verlaufsbilder nach einer schizophrenen Erkrankung sehr unterschiedliche Erscheinungsweisen, die sich nicht auf einen Funktionsausfall reduzieren lassen, sondern die *Komplexität von Charakteren* annehmen.

Manchmal dominieren im Bild die faßbaren Inhalte eines Restwahns, dann können wir von einer „*Wahnfixierung*" sprechen. Ihm fehlt die Plastizität eines produktiven Wahns wie in den Zuständen des Akutverlaufs.

Andere Bilder sind aber weniger durch Wahninhalte als durch ein mehr oder weniger schrulliges Verhalten geprägt. Man wird ihnen am ehesten gerecht, wenn man seine Gegenübertragung unkontrolliert dahin befrägt, auf welcher Bühne sie welche Rolle übernehmen könnten. Da sie diese ihre Rolle aber offenbar nicht verlassen können, so wäre dies als „*Rollenfixierung*" zu kennzeichnen.

Manche Bilder wieder sind durch starre Vermeidungshaltungen bestimmt, die ich als „*Ausgliederung*" bezeichne. Diese Patienten sind recht unauffällig, wenn man sie nicht dazu verlockt, gerade das zu leben, was sie zu leben nicht im Stande sind. Und bisweilen kompensieren sie den Verlust durch anderweitig große Leistungen, die sie sich abverlangen.

Dagegen fallen andere Zustandsbilder bereits körperlich auf:

Sie drücken in Körperbau und Motorik etwas aus, was sie sprachlich nicht umsetzen können. Ihre „*Verkörperung*" erscheint wie eine geronnene Geste, zumeist der Abwehr oder Verweigerung. Das Gemeinsame all dieser postmorbiden Veränderung ist die hohe Stabilität und damit auch therapeutische Unzugänglichkeit. Sie wird über ein langes Intervall von 3–5 Jahren erreicht, in dem Labilität vorherrscht.

Ich hebe diesen Abschnitt der *labilen Persönlichkeits-Abwandlung,* in dem Übergänge von einem zum anderen Abwandlungstyp, aber auch Rückfälle in neue akute Schübe häufiger vorkommen, vom stabilen Ergebnis ab, für das ich Ende der 50er Jahre den Begriff „*stabile Persönlichkeitsabwandlung*" vorgeschlagen habe, um auf die komplexe Neuintegration der Bilder im Unterschied von einfachem Abbau hinzuweisen. Parallel und unabhängig kamen Kisker und Jancarik zu ähnlichen Ergebnissen, so daß sich der Begriff der „Persönlichkeitsabwandlung" im deutschen Sprachgebrauch teilweise eingeführt hat.

Was ist damit erreicht? Solange nichts, als sich damit nicht ein wirkungsvoller Einbau der Psychotherapie in die Behandlungspläne vollzieht. Und ich meine damit nicht die Toleranz einer „Zusatztherapie" unter vielen anderen soziotherapeutischen und humanen Maßnahmen, sondern die Unterstellung des Gesamtbehandlungplans unter ein psychotherapeutisches Konzept.

Warum ist dies bis heute nicht „zeitgemäß"?

Ein zunächst praktisch einleuchtender Grund ist der, daß die Psychiater in den Spitälern für Psychotherapie keine „Zeit" haben. Das ist nicht mehr deshalb, weil die Psychiater von Psychotherapie nichts verstünden, wie das noch bis Mitte unseres Jahrhunderts überwiegend der Fall war. Heute hat die Mehrzahl unserer jungen Kollegen zumindest eine psychotherapeutische Methode erlernt oder ist in der Ausbildung soweit fortgeschritten, daß er oder sie unter Supervision tätig werden könnte. Und seit der Gültigkeit des Psychotherapie-Gesetzes in Österreich, also seit 1991, wäre die Beschäftigung auch nichtärztlicher Psychotherapeuten in Zusammenarbeit möglich.

Dabei liegt das Problem nicht bei der Beschäftigung – diese wäre durchsetzbar und besteht auch bisweilen – , sondern bei der Zusammenarbeit. Sie ist sogar leichter mit Laienhelfern herzustellen, von denen man die Anpassung an die traditionelle Struktur verlangen kann. Es handelt sich also um ein Problem der Dominanz.

Psychotherapeutisch vollausgebildete Psychiater haben eine Tendenz sich von den Stationen zurückzuziehen und in ihren Ordinationen oder Sprechzimmern abzukapseln. Die Kommunikation zu den pharmakotherapeutisch orientierten Kollegen ist gering. Man verkürzt seine Berichte gegenseitig auf Erfolgs- oder Mißerfolgsmeldungen.

Das sind narzißtische Größen, deren Bedeutung darin liegt, ob ich bzw. meine Theorie Bestätigung finden oder nicht. Begegnung kommt damit wenig zustande. Sie ließe sich vielleicht herbeiführen, wenn beide darüber nachdenken, was jeder für einen Erfolg hält.

So haben wir z.B. im Zuge der Psychiatrie-Reform und unter dem Druck der humanistischen Szene die Spitalszeiten deutlich verkürzt und die Freiwilligkeit der Mitarbeit der Patienten nicht nur durch das neue Unterbringungs-Gesetz, sondern aus dem gesellschaftlichen Bewußtsein heraus, erhöht.

Es ist ein Erfolg für die Humanisten, die ihren Patienten jetzt früher wieder in ihre private Liebe aufnehmen können, – sofern sie das wollen. Es ist ein Erfolg für die Pharmako-Psychiater, die den Patienten so rasch wieder entlassungsfähig machen können und das heißt, nach den geltenden Spielregeln: ungefährlich für sich und andere, also angepaßt. Es ist ein Erfolg für den Patienten, der das Spital und – wie er meint: – die Psychiatrie so rasch wieder hinter sich lassen kann. Es ist auch ein Erfolg für die Krankenkasse.

Die großen Statistiken aber zeigen, daß wir zu 70–80% mit Wiederaufnahme schon im 1. Jahr rechnen müssen. Ist das nun ein Mißerfolg der Psychiatrie, Drehtür-Psychiatrie, oder der Angehörigen, deren Liebe nicht ausreichte, oder des Patienten, der sich überschätzt hat, was ja zu seinen Größenideen gehört? Man könnte es aber auch für einen bescheidenen Erfolg halten, wenn sich Psychiatrie und Angehörige die Last der Pflege intermittierend teilen, einen vielleicht ausbaufähigen Erfolg.

Aber unsere Zeitvorstellungen sind irritiert: Wir empfinden solches Hin-und-Her unerträglicher, als die lang gestreckte Rhythmik vorher. Also wird der Übertritt ins Spital erschwert und die Fortsetzung der erfolgreichen Therapie drinnen für draußen empfohlen: Der Patient wird auf neuroleptische Basistherapie eingestellt und das Spital motivisch als Drohung gehandhabt. Die Rückfälligkeit, gemessen an Spitalsaufnahmen, wird zum Maß des Mißerfolgs.

Dieses Maß ist problematisch, es macht das Spital zum „Bösen", die darin verbrachte Zeit zur *entfremdeten Zeit*.

Damit will ich darauf aufmerksam machen, daß der Patient sich im Spital wie jemand empfindet, für den eigentlich niemand Zeit hat und von dem alle annehmen, daß er auch keine braucht, weil er eh da ist. Aussprachen finden zwar statt, aber nach äußeren Zeitplänen, „wenn grad jemand sich Zeit nimmt", selten in geregelter Vereinbarung mit dem Patienten. Und wenn sie stattfinden, dann dienen sie nicht dem, was ihn bewegt, selbst wenn sie scheinbar darauf eigehen. Der *Psychiater bestätigt vielmehr sich*, z.B. in seiner Diagnose oder hinsichtlich der therapeutischen und sozialen Indikation. Medikationen werden verändert, Angehörige beraten, Termine für Ausgänge oder Entlassungen werden gesetzt.

Die Zunahme der Spezialisten hat daran nichts geändert, die Begegnungsdauer eher verkürzt oder verteilt. Die Annahme, daß alle die Spezialisten sich irgendwo über den Patienten verständigen, ist ein paranoider Wahn, dem auch viele Angehörige anhängen. Man erkennt darin den Wert und die Schönheit von Wahnvorstellungen. Tatsächlich steht das Behandlungs-Team unter dem Druck überhöhter Erwartungen, nämlich der Heilung des Patienten und findet seine Identität in der gemeinsamen Abwehr dieser Ansprüche und der Verschiebung der Verantwortlichkeit nach außen.

Damit entsteht das Problem der Compliance. Die derzeit größten Statistiken vergleichen nicht mehr schizophrene Verlaufstypen, sondern *„Compliance-Patienten"* gegen *„Non-Compliance-Patienten"*, brav gegen eigenwillig. 20% Rückfälle gegen 80% im ersten Jahr. Die Münchner Kliniken haben darauf eine Aufklärungs-Kampagne bei den Angehörigen abgestützt, die nach Art einer gruppentherapeutischen Einstellung bis 5 Jahre nach der ersten Aufnahme zur neuroleptischen Dauertherapie motiviert.

Das dafür ausgearbeitete Manual enthält eine Menge wertvoller Aufklärung in einer ausgezeichnet abgewogenen Sprache, die Werbung selbst stimmt aber bedenklich:

J. Pratt hat 1905 eine solche Klassenmethode in den USA zur Förderung der Hygiene in TBC-Sanatorien eingeführt, Amerikaner halten das für den Beginn der Gruppentherapie. Werden alsbald Deutsche das Münchner Experiment als die Geburtsstunde einer *„biologischen Familientherapie"* feiern? Und werden Krankenkassen diese, an einem statistischen „Homo schizophrenicus" gebildeten, Normen alsbald zum Standard einer *„Regeltherapie"* erheben ?

Allzu augenfällig verbinden sich die wissenschaftlichen Interessen biologischer Forschung mit den finanziellen von Pharma-Firmen und Sozialversicherungs-Institutionen und den konfliktvermeidenden Ansprüchen der Familien und Bezugsgruppen. Wird hier nicht die Anpassung an die Angehörigen zum Vorteil des allgemeinen Friedens fixiert? Ist die *Rollenfixierung als angepaßter Patient therapeutisches Ziel?*

Tatsächlich ist nach einem Intervall von 3–5 Jahren auch bei Spontanverläufen der Übergang von der labilen, Rückfalls-bedrohten, in die stabile Persönlichkeitsabwandlung zu erwarten. Man kann das der alten Literatur, die Langzeit-Verläufe noch vor der Zeit der Schock- und Neuroleptika-Ära überblickt, also bei Manfred Bleuler, Max und Christian Müller, Ciompi u.a. unschwer entnehmen.

Ich selbst habe Anfang der 50er Jahre über Angehörigenbefragung das Schicksal der in den 20er Jahren an der Wiener Psychiatrischen Klink behandelten Schizophrenen nacherhoben und verfüge im Krankengut der „bifokalen Familientherapien" der 60er und 70er Jahre über Lebensverläufe von Eltern dieser Patienten, die in ihrer Jugend unverkennbar schizophrene Schübe durchgemacht haben. Sie scheinen normalerweise nur als eine *Strecke von 3–5 Jahren auf, deren Zeit in Lebensvollzug fehlt* und nur unter einer therapeutischen Vertrauensbeziehung besprechbar wird.

Was sich damals krisenhaft, wenn auch oft subklinisch, abgespielt hat, erscheint in der Rückerinnerung als die Festlegung eines begrenzten Lebensrahmens, der dann unbeirrbar beibehalten wird. Aus dieser Sicht imponiert das, was Kraepelin „Defektbildung" nannte, als *„überoptimale Anpassung"*, die keinen kreativen Spielraum mehr läßt. Und das Ergebnis richtet sich nach dem *Modell,* das innerhalb des labilen Krankheits-Abschnitts zur Verfügung stand:

War dies eine *geschlossene Anstalt* für chronische Patienten vor Einführung der Arbeitstherapie, dann sind die Ergebnisse „*Endzustände*", wie Kraepelin sie beschrieben hat, Puppen in den einsamen Nischen der Institution. Auch heute gibt es noch Dauerpatienten, aber sie werden durch allerlei Spezial-Angebote in die Kommunikation geholt. Ihr Bild ist demgemäß bunter, aber es gilt: Zeige mir Deine schizophrenen Dauerpatienten und ich sage Dir, was für eine Anstaltsstruktur Du betreibst. Das gilt natürlich auch für Familien, die ihre kranken Angehörigen in einer inneren Isolation mittragen.

In der Zeit ausschließlicher E-Schock-Therapie, verschärft durch die Euthanasie-Drohung, stoßen wir auf überdurchschnittlich viel Stabilisierung nach Ausgliederung: Freiwillige Singles mit teils demütiger Arbeitshaltung, teils schrulligem Sonderlingsleben.

In der Zeit des Scopolamin- und der Tages-Sedativ-Behandlung fixierten sich überdurchschnittlich viel mit Restwahn, und nun, in der *Neuroleptika-Ära,* ist es die *Rollen-Fixierung.*

Freilich, unser Rollenangebot ist vielfältiger geworden, seit nicht mehr eine so gewaltige Institution wie ein Krankenhaus dahinter steht. Durch die Frühentlassung liegt das Modell nun zumeist extramural, in den Familien und geschützten Werkstätten und eventuell Arbeitsplätzen, wir nähern uns damit der sozialen Wirklichkeit, die ja auch einen großen Rollen-Normierungsdruck auf uns, die wir uns gesund fühlen, ausübt, z.B. als „Arbeitslose", als „Pensionisten" usw..

Aber wir wehren uns auch dagegen und verfügen in der Regel über eine gewisse Vielfalt von Gruppenbeziehungen und Rollenvariationen. Der Schizophrene nicht.

Also müssen wir versuchen, in den zur Persönlichkeitsrekonstruktion zu Verfügung stehenden 3–5 Jahren dem Patienten eine *Optimierung seiner Abwandlung* zu ermöglichen. Denn im Leben kommt es nicht darauf an, ob einer einem Wahn nachhängt oder sich einer Rolle verpflichtet fühlt, entscheidend wichtig ist, daß diese in sein Umfeld und seine „Zeit" paßt.

Dem aber steht eine Therapeutenhaltung entgegen, die in der jeweils angewandten Methode den spezifischen Weg zu einer ideal-typischen Gesundung sieht. Nimmt man die Forderung nach Spezifität aber heraus, dann fördern: *suggestiv-autoritäre Bedingungen* und *neuroleptische Medikation* die *Beruhigung und Rollenanpassung,* sie sind daher die vorwertige Indikation im akuten und erregten Behandlungsabschnitt, *analytische Verfahren* dagegen *stimulieren* die Ansprüche und Kräfte des *ICH-SELBST,* sie sollten die plastische Zeit des Persönlichkeits-Aufbaus über bestimmend sein, während *übend-trainierende Verfahren* begleitend und auch noch unter stabilisierten Verhältnissen *zur Erweiterung des Befähigungs-Bereichs* beizutragen vermögen.

Das bedeutet:

1. Einen *psychotherapeutischen Handlungsbedarf* in den zur Verfügung stehenden *3–5 Jahren nach dem Krankheitsschub.*

2. Die Kritik aller mit dem *Anspruch auf Spezifität* auftretenden Behandlungsangebote und die Offenlegung des damit verbundenen *Dominanzwunsches im Teamgefüge.*

3. Die *Befreiung der Station von dem Odium der Krankheitsbewertung.*
Der Rückfall ist nicht am Gebrauch stationärer Hilfe zu messen, die im Zusammenwirken des geschützten Milieus mit hochdosierbarer neuroleptischer Therapie eine optimale Krisenintervention anbietet.

4. Die *Befreiung der Therapie von der Angst vor der Krise.*
Die Verläufe sprechen nicht für einen stufenweisen Abbau pro Schub im Sinne Kraepelins. Der Schub ist Ausdruck des Scheitern eines Suchens in offenkundig falscher Entwicklungsrichtung, aber kein Grund zur Entmutigung und Resignation, auch nicht aus der Angst der Therapeuten heraus.

5. Natürlich ist es nicht Ziel der Therapie, den Patienten langfristig in frustranen Anläufen gegen die überlegene Macht seiner Umwelt in der spannunsreichen Labilität zu halten. Aber es ist auch *nicht optimal, einen maximalen Ehrgeiz in die Verkürzung dieser Zeit* zu legen. Eine solche Therapieführung treibt den Patienten gewissermaßen in die Enge einer resignativen Gegenwärtigkeit hinein, Kraepelin hätte gesagt: in seinen Defekt.

6. Die durchschnittlich benötigte Zeit zur Errichtung einer stabilen Persönlichkeitsabwandlung beträgt *3–5 Jahre. Die Offenhaltung* dieser Zeit für die Chance einer intensiven, psychotherapeutisch dominierten Therapie, erscheint mir als *Anspruch gegenüber Krankenkassen* durchaus angemessen.

7. In dieser, vornehmlich seiner Zeit, sollte dem Patienten eine *unvoreingenommene Verfügbarkeit über die angebotenen Hilfen,* inklusive der Station, strukturell geöffnet sein. Die Verschiebung der Resignation nach außen, also in die Ebene seiner Bezugsgruppe, der Familie und der therapeutischen Institutionen, liegt zwar im Interesse des Scheinaufbaus des Patienten-ICHs, bedarf aber der Deutung und nicht des Mitagierens.

„Du sollst mehr werden als Du bist"
Entwicklungstendenzen der Tiefenpsychologie unter besonderer Berücksichtigung der Todestriebhypothese

W. Pöldinger

Sigmund Freud's Meinung, daß alles was die Kulturentwicklung fördere gegen den Krieg sei, wurde durch den ersten Weltkrieg von 1914–1918 schwer in Frage gestellt. In seiner entscheidenden Arbeit aus dem Jahre 1920 „Jenseits des Lustprinzips" formulierte Freud seine Hypothese vom Todestrieb als Gegensatz zur Libido, nachdem er 1915 an seiner Arbeit „Zeitgemäßes über Krieg und Tod" sich erstmals mit den Problemen der Destruktivität beschäftigt hatte. 18 Jahre später, 1933, befaßte er sich ein zweites Mal mit der Problematik des Todestriebes in seinem Aufsatz „Warum Krieg?"

In seiner ersten Arbeit führte Freud aus, es sei das Beunruhigende am Krieg, daß er die Triebhemmung, die die Kultur in normalen Zeiten vom Einzelnen verlangt, aufhebt. Im Krieg reißt der Staat, der das Gewaltmonopol für sich fordert und jede individuelle Gewaltanwendung untersagt, dieses geradezu an sich, um es über die Soldaten zu verteilen. Besonders drückte Freud dabei die Tatsache, daß es dem Staat offenbar sehr leicht gelingt, die Tötungshemmung aufzuheben. Die Verantwortung dafür vermutete er in der dem Menschen eigenen Lust zur Aggression und Destruktion. Diese dem Menschen eigene Aggressions- und Destruktionslust äußert sich in unzähligen Grausamkeiten der Geschichte, wie wir sie auch heute nicht nur in unserem Nachbarland, dem ehemaligen Jugoslawien, erleben. Die Verquickung dieser destruktiven Strebungen mit erotischen und ideellen erleichtert natürlich die Befriedigung. Freud schreibt wörtlich:

„Der Todestrieb wird zum Destruktionstrieb, indem er mit Hilfe besonderer Organe nach außen gegen die Objekte gewendet wird. Das Lebewesen bewahrt sozusagen sein eigenes Leben dadurch, daß es Fremdes zerstört."

Beschäftigt man sich mit der Frage, wie Freud zu seiner Hypothese des Todestriebes gekommen ist, so findet man bedeutsame Hinweise auf die

sado-masochistischen Phänomene als Ursache für die Beschäftigung mit
dieser Problematik. Im Sado-Masochismus haben wir eine Mischung von
Eros und Thanatos, von Liebe und Aggression in reinster Form. Sigmund
Freud weist in seiner Publikation „Jenseits des Lustprinzips" in einer Fuß-
note auf die Russin Sabine Spielrein hin, welche 1912 im „Jahrbuch für
psychoanalytische und psychopathologische Forschung" einen von
C. G. Jung redigierten Aufsatz mit dem Titel „Die Destruktion als Ursache
des Werdens" veröffentlicht hatte. In Bezug auf seine eigene Todestrieb-
hypothese bemerkt Freud, daß in dieser für ihn leider nicht ganz durch-
sichtigen Untersuchung Spielreins ein ganzes Stück seiner Spekulation
über den Todestrieb vorweggenommen sei.

Liest man heute die Arbeit von Spielrein kann man erstaunt feststellen, daß diese Autorin in Eros und Thanatos weniger das extreme Gegensatzpaar sieht, das Freud gesehen hat, sondern daß sie vielmehr in der
Liebe eine Amalgamierung von konstruktiven und destruktiven Trieb-
elementen sieht, wie wir sie in den verschiedenen Erscheinungsformen
der Liebe und ihrer Variationen kennen. Wir müssen uns daher fragen,
warum Spielrein von Freud nur so beiläufig erwähnt wird.

Wenden wir uns den persönlichen Beziehungen zwischen Sigmund
Freud und Sabine Spielrein zu, so stoßen wir auf ein interessantes Kapitel
der Geschichte der psychoanalytischen Bewegung. Spielrein war bei
C. G. Jung, dem damaligen Oberarzt an der psychiatrischen Universitätsklinik „Burghölzli" in Zürich, in Behandlung, und dieser wurde auch
ihr Analytiker. Jung war es aber offenbar in dieser Analyse nicht gelungen,
mit den Phänomenen der Übertragung und Gegenübertragung fertig zu
werden, denn Spielrein wurde seine Geliebte. Dies führte natürlich für
den verheirateten Jung zu Komplikationen und schließlich drohte vor allem die Mutter der Patientin, sich an den Chef von Jung, an Prof. Eugen
Bleuler, zu wenden, der damals Direktor des Burghölzli war. Da Bleuler
ein sehr sittenstrenger Mann war, mußte Jung damit rechnen, im Falle
eines Bekanntwerdens seiner Liebschaft seine Stelle am Burghölzli zu verlieren.

Sigmund Freud wurde involviert, der Jung tatsächlich auch große Hilfe
gewährte und eine Herantragung der Problematik dieser Liebesbeziehung
an Bleuler verhinderte. Von historischer Bedeutung ist Sabine Spielrein's
Tagebuch, welches sie während dieser Zeit geführt hat. Aldo Carotenuto
hat es unter dem Titel „Tagebuch einer heimlichen Symmetrie; Sabine
Spielrein zwischen Jung und Freud" herausgegeben und 1986 in Freiburg
im Breisgau veröffentlicht. Die nur beiläufige Erwähnung Spielrein's bei
der Konzeption seines Todestriebes könnte daher bei Freud ohne weiteres
eine Folge von Verdrängung sein, umsomehr als Jung abtrünnig geworden
war.

Die Lektüre dieser Arbeit zeigt, wie erwähnt, daß Spielrein's und
Freud's Thesen zum Todestrieb trotz aller terminologischer Nähe
durchaus nicht deckungsgleich sind. Spielrein beschreibt den „Todes-
instinkt" als eine Komponente der Sexualität, welche nur bei der Neurose
überwiegt, während Freud den Todestrieb nicht nur als selbständigen

Gegenspieler des Lebenstriebes auffaßt, sondern den letzteren in einer seiner kühnsten Gedanken sogar im „Nirwana"-Prinzip untergehen läßt. Es wäre also falsch, Freud des Plagiats zu bezichtigen.

Sabine Spielrein hat ihre Überlegungen auch in ihre Dissertation „Über den psychologischen Inhalt eines Falles von Schizophrenie" eingebracht, die sie fortlaufend mit C. G. Jung diskutierte. Diese Untersuchung gehört zu den Pionierleistungen auf dem Gebiete der Psychoanalyse der Psychosen, zumal es die erste Arbeit zu diesen Themen aus der Hand einer Frau darstellt. In dieser Dissertation beschreibt Spielrein eine schizophrene Patientin, die ihre ehelich frustrierte Sexualität unter den Bedingungen religiös moralischer Deformationen in einen Wahn ausphantasiert. Aus dieser Dissertation ist die intensive erotische Stimulation herauszulesen, die Jung auf die Verfasserin ausgeübt hat.

Es ist aber wichtig darauf zu verweisen, daß die ersten gewichtigen Einwände gegen die psychoanalytische Triebtheorie von Freud selbst stammen. Im „Unbehagen in der Kultur" wies er auf ihre Unschärfe hin. Die Lehre von Eros und Thanatos ist mehrschichtig hinsichtlich der jeweiligen Konkretionsebene bei der Bestimmung der Triebschicksale, der Ursprünge und Ziele der Triebe, und mehrdeutig bezüglich ihres organischen, psychischen und gesellschaftlichen Gegenstandsbereiches. Sie ist darüber hinaus auch in sich vieldeutig und widersprüchlich.

Zutreffend spricht Freud in der „Neuen Folge der Vorlesungen zur Einführung in die Psychoanalyse" davon, daß es sich bei der Trieblehre um eine Mythologie handle. Er schreibt wörtlich: „Die Triebe sind mythische Wesen, großartig in ihrer Unbestimmtheit". Er war sich offenbar bereits als er in „Jenseits des Lustprinzips" die psychoanalytische Triebtheorie neu formulierte über den vielfach spekulativen Charakter seiner Annahmen völlig im klaren. Er sah deutlich die Zusammenhänge zwischen somatischen, psychischen und sozialen Aspekten, die zunächst noch in Dunkel gehüllt waren. Interessant sind die Abwägungen der Argumente und Gegenargumente in dieser Arbeit und die von Freud gehegten Zweifel, die allerdings in späteren Schriften ausgeräumt scheinen. Die Todestrieb-Hypothese bleibt auch in der weiteren Geschichte der Psychoanalyse umstritten und ist heute in eine Art Aggressionstrieb übergegangen.

Im biologischen Bereich scheint vor allem die Impulsivität auch genetisch über den Serotoninstoffwechsel geregelt zu sein, desgleichen vielleicht auch die Impulskontrolle.

Aus der modernen Molekularbiologie wissen wir heute auch, daß in jeder Körperzelle „der Tod durch die carcinomatöse Entartung" angelegt ist, aber erst durch den modulierenden Einfluß z.B. von Viren aktiviert werden kann. Man könnte in diesem Zusammenhang von einer „Latenten Zerstörungskraft" sprechen.

In diesem Zusammenhang ist auch der Verhaltensforscher Konrad Lorenz zu erwähnen, der 1963 in seinem Buch „Das sogenannte Böse" die Bedeutung des Aggressionstriebes im Sinne des „Kampf ums Dasein" für die Evolution begründete.

Der Aggressionstrieb ist später nicht nur mehr unter den Aspekten der Libido zu verstehen, sondern wurde von Alfred Adler in den sozialen Bereich erweitert, indem er dem „Machtstreben" das „Gemeinschaftsgefühl" gegenüberstellte. In dem Gemeinschaftsgefühl, also in den sozialen Aspekten sieht Adler den Gegenpart zum Machtstreben. Leider sehen wir heute wieder an dem aktuellen politischen Geschehen, wie destruktiv Machtstreben sein kann, wenn es nicht im Rahmen des Gemeinschaftsgefühles begrenzt bleibt, jenes Gemeinschaftsgefühles, das in besonders schöner Form durch den Humanismus, wenn auch idealisierend, vorweggenommen wurde.

Der soziale Bereich wurde aber auch durch die Gruppenpsychotherapie und hier in Wien speziell durch die „bifokale Gruppe" Raoul Schindler's erschlossen. Paul Watzlawick hat zudem den systemischen Ansatz in diesem Bereich eingeführt. Auch die Einführung der Balint- und Monte Verita-Gruppen muß hier erwähnt werden.

Diese Entwicklung wurde dann durch Jung erweitert, der in seinem Werk dem cartesianischen „entweder/oder" das komplementäre Denken des „Sowohl als auch", wie wir es aus der östlichen Philosophie als Yang und Yin kennen, entgegensetzte. Er hat sich an seinem ganzheitlichen und grenzüberschreitenden Denken auch gerne auf Paracelsus berufen, dessen 500. Geburtstag wir heuer feiern und der nach 500 Jahren gerade erneut als Prophet am Anfang einer neuen ganzheitlichen Periode der Medizin steht.

Im besonderen beschäftigt sich Jung mit der Frage der seelischen Geschlechtlichkeit, von der wir heute schon aus den modernen Erkenntnissen der Embryologie wissen, daß es weder den 100%igen Mann noch die 100%ige Frau, sondern die „primary feminity" gibt. Im psychologischen Bereich nannte er das Gegensatzpaar Anima und Animus, wobei die Anima das Weibliche im Manne und Animus das Männliche in der Frau bedeutet. Es ist interessant, daß sich mit dieser Frage bereits Otto Weininger in Anlehnung an Wilhelm Fliesz und Freud beschäftigte und in seinem 1903 erschienenen Buch „Geschlecht und Charakter" beschrieben hat. Leider fehlt Weininger offenbar jeder Sinn für die Individualität der Frau, die er jeweils einer der Typologien zuordnete, nämlich der der „Madonna" oder der der „Hure". Wie sehr Weininger selbst mit der Destruktivität zu kämpfen hatte, zeigt sein ein Jahr später erfolgter Selbstmord, indem er sich im Sterbehaus von Beethoven ins Herz schoß.

Jung hat sich aber auch im besonderen mit der zweiten Lebenshälfte beschäftigt und dabei festgestellt, daß die menschliche Seele eigentlich „naturaliter religiosa", d.h. natürlichweise religiös sei.

Mit diesem spirituellen Aspekt hat sich dann der Begründer der dritten Wiener Schule Victor E. Frankl auseinandergesetzt, indem er einerseits die „Frage nach dem Sinn" in seiner Logotherapie ganz in den Mittelpunkt stellte, andererseits aber auch in seiner „ärztlichen Seelsorge" jenen Bereich der Psychotherapie eröffnete, den Freud mit seiner Religionskritik zu beenden geglaubt hatte. Es ist zu betonen, daß durch Frankl jener wichtige menschliche Bereich therapeutisch eröffnet wurde, der in der Zusammenarbeit zwischen Psychiatrie und Seelsorge, wie sie auch Erwin Ringel vertritt – der nicht nur als Pionier für diesen Grenzbereich, sondern auch für die Beziehungen zwischen Psychiatrie und Kunst zu nennen ist – ihren Niederschlag fand. Es ist sehr erfreulich, daß sich neuerdings seit Jahren ein Arbeitskreis in Wien mit dem Thema „Psychiatrie und Seelsorge" beschäftigt. Der Einfluß von Ernst Bloch mit seinem „Prinzip Hoffnung" muß in diesem Zusammenhang betont werden.

An dieser Stelle ist auch Ludwig Binswanger zu erwähnen, der ebenfalls die philosophische Reflexion in die Psychotherapie einbrachte und damit die geistige Dimension in der Therapie berücksichtigte. Die Philosophie Martin Heidegger's hatte einen großen Einfluß auf Binswanger's Daseinsanalyse.

Schon Freud und seine Schüler haben sich mit der analytischen Deutung von historischen Persönlichkeiten und auch mit Kunstdenkmälern beschäftigt, wenn wir nur an Freud's Studie über den Moses des Michelangelo denken. Es waren Hans Prinzhorn mit seinem 1922 erschienenen Standardwerk „Die Bildnerei der Geisteskranken" und Walter Morgenthaler mit seiner 1921 erschienenen Arbeit „Ein Geisteskranker als Künstler Adolf Woelfli", welche ganz wesentlich auf die Bedeutung der Kunst der Geisteskranken hinwiesen und zunächst einmal die Künstler, aber nach dem 2. Weltkrieg auch die Psychiater interessieren und für weitere Anstrengungen auf diesem Gebiet inspirieren konnten. Es ist in diesem Zusammenhang vor allem Leo Navratil zu erwähnen, welcher sich ganz wesentlich der Kunst dieser Patienten annahm und mit seinem „Haus der Kunst" und zahlreichen Publikationen Gugging zu einem Mekka all jener machte, welche sich für diese Zusammenhänge interessieren.

Dazu parallel entwickelte sich aber auch eine andere Richtung, nämlich der Einsatz künstlerischer Elemente in der Therapie. Es ging dabei vor allem um die Kreativitätsförderung im Sinne der Kunsttherapie einerseits und um die Kunstpsychotherapie andererseits, welche die Bildnereien analytisch wie Träume deutet. Es ist selbstverständlich, daß es für beide Richtungen einer besonderen Ausbildung bedarf und daß Kunstpsychotherapie natürlich eine analytische Ausbildung voraussetzt. Eine Evaluationsforschung ist erst in Gang gekommen, was leider noch für viele Formen der Psychotherapie gilt. Sie ist aber unerläßlich.

Es war Ottokar G. Wittgenstein, der vor über 25 Jahren die „Deutschsprachige Gesellschaft für Psychopathologie des Ausdrucks (DGPA)" gründete und damit ein Diskussionsforum schuf, in dem alle diese Fragen, welche sich mit Kunst und Psychiatrie im weitesten Sinne beschäftigen, erörtert werden können. An der von Hartmann Hinterhuber 1991 in Innsbruck organisierten Tagung dieser Gesellschaft zum Thema „Liebe und Depression" haben wir uns ja eigentlich wieder mit dem klassischen Thema „Eros und Thanatos" beschäftigt. In einer von mir 1978 in Wil/St. Gallen organisierten Tagung ging es unter dem Titel „Psychologie und Psychopathologie der Hoffnung und des Glaubens" auch um die schon erwähnten spirituell religiösen Aspekte. 1993 haben

wir uns in Basel mit dem Thema „Heilkunde und Heilkunst" anläßlich der
500. Wiederkehr des Geburtsjahres von Paracelsus beschäftigt, wobei wir
uns nicht nur mit der Heilkunst, sondern auch speziell mit der Liebe
auseinandergesetzt haben. Ich selbst habe diese Tagung zum Anlaß genommen, um den wohl bedeutendsten Satz von Paracelsus zu interpretieren („Der Arzneien höchste aber ist die Liebe").

Wenn wir uns den biologisch-neurologischen Aspekten zuwenden, von
welchen auch Freud ausging, so ist vor allem auf die neuentdeckte hemi-
sphärische Funktionsweise des Gehirns hinzuweisen. Die dominante Gehirnhälfte, es ist dies die linke beim Rechtshänder, arbeitet vor allem wie
ein Computer und hat die logisch-technische Entwicklung der Menschheit
ermöglicht. Die rechte, nichtdominante Hemisphäre, ebenfalls beim
Rechtshänder, arbeitet dagegen mit bildlichen Elementen und sie ist auch
diejenige Gehirnhälfte, welche in unseren Träumen aktiv ist. Sie ist dem
bildhaft Visionären, Mythologischen und Kreativen zuzuordnen und hat
sich wahrscheinlich entwicklungsgeschichtlich früher entwickelt. Denn
wenn wir in der Menschheitsgeschichte zurückgehen, so finden wir die
ersten Hinweise auf Überlegungen zum Thema „Werden und Vergehen"
in den früher magischen Felszeichnungen und Schöpfungsmythen.

Wir wissen aber auch, daß die nichtdominante Gehirnhälfte mehr
dem Weiblichen, während die dominante Hemisphäre mehr dem Männ-
lichen zuzuordnen ist. Auch hier kommt es wieder auf die komplementäre
Funktion an, um zu einer synthetischen Lebenshaltung zu kommen. Wir
kommen damit auf Yang und Yin bzw. Animus und Anima zurück und
sehen am Beispiel der Emanzipation der Frau, daß diese schon sehr
fortgeschritten ist, während wir Männer diesen Emanzipationsprozeß erst
durchmachen müssen. Wir sehen nur erste Ansätze dafür, daß auch wir
Männer langsam das weibliche Element in uns entdecken, was wahrscheinlich für die Zukunft von größter Bedeutung ist, wenn diese nicht
weiter eine selbstzerstörerische bleiben soll.

Auf dieses Komplementäre in der Entwicklung hat Erich Fromm hingewiesen, indem er unsere Strebungen in biotrope und thanatotrope, d.h.
in lebens- und todesgerichtete aufteilte, und wir kommen damit zurück
auf Sabine Spielrein, welche als erste diese Komplementarität von Eros
und Thanatos beschrieben hat. Fromm sieht auch in der evolutionären
Entwicklung lebenszentrierte Kräfte am Werk, während er das dogmatisch
fundamentalistische Denken den todeszentrierten Kräften zuordnet. Dies
gilt auch für die Entwicklung der Psychotherapie, für die Entwicklung und
komplementäres Denken gleich wichtig sind. Für diese Entwicklung wird
aber die größtenteils noch ausstehende vergleichende Evaluationsforschung von größter Wichtigkeit sein.

Auch hier ist wieder Konrad Lorenz zu erwähnen, der nicht nur biologischer Verhaltensforscher, sondern auch Arzt war und als Mitbegründer
der „Evolutionären Erkenntnistheorie" dargelegt hat, daß die Erkennt-
nismöglichkeiten dem jeweiligen evolutionären Stand der Entwicklung
des Gehirns entsprechen, eine Idee die Teilhard de Chardin in den religiösen Bereich erweitert hat. In seinem Buch „Der Mensch im Kosmos"

(1938–1940) versuchte er eine Synthese zwischen Evolutionstheorie und christlicher Glaubenslehre.

Wenn wir diese Entwicklung der Tiefenpsychologie betrachten, so ist es natürlich auch notwendig auf den Vorläufer dieser Entwicklung hinzuweisen, nämlich auf Friedrich Nietzsche, der mit seiner „Philosophie des um die Ecke Sehens" ein Vorläufer war und von dem der Satz stammt: „Das habe ich getan, sagt meine Erinnerung, das habe ich nicht getan, sagt mein Stolz, schließlich siegt mein Stolz". Besser kann man Verdrängung wohl kaum beschreiben. Sein Zitat „Du sollst der werden, der du bist", galt auch für die klassische Analyse, die ja versucht, die Menschen durch die Bewußtmachung ihres Unbewußten von all dem zu befreien, was ihrer Entwicklung entgegensteht. Mit der Erweiterung der Tiefenpsychologie um die soziale, aber auch kreative und religiös geistige Dimension muß man das Nietzsche Wort als Therapieziel in die Formulierung „Du sollst mehr werden als Du bist" umwandeln.

Diese Auseinandersetzung mit Eros und Thanatos in der Psychologie und Philosophie der Jahrhundertwende hat auch in der Kunst und Kultur ihren Niederschlag gefunden. Gleichzeitig mit Freud's Forschungen beschäftigte sich der Wiener Arzt und Schriftsteller Arthur Schnitzler in gleicher Weise mit den Themen „Liebe und Tod", vor allem in der Variation „Liebe, Spiel und Tod", wobei dem damals üblichen Duell eine besondere Bedeutung zukam. Denn auch das Duell war eine tödliche Bedrohung von Liebe und Lust, die sich nach Schnitzler's Meinung mehr außerhalb der Ehe als innerhalb der Ehe abspielten. Dabei muß man aber verstehen, daß Freud und Schnitzler in einer Zeit lebten, in der die Männer dazu angehalten waren, sich vor der Ehe „die Hörner abzustoßen", während die Frauen dazu erzogen wurden, jungfräulich in die Ehe zu gehen.

Mit dieser Zweiteilung der Frauen in Huren und Madonnen hat sich intensiv Otto Weininger beschäftigt, auf den ich bereits hingewiesen habe. Es war daher von ganz entscheidender Bedeutung, daß sich die Alternative von Eros und Thanatos zu einer komplementären Betrachtung erweiterte, in der auch, wie schon Sabine Spielrein ausführte, dem Destruktiven eine kreative Bedeutung zukommt. Das gleiche gilt für die alternative Auffassung von Mann und Frau, die hoffentlich, wenn sich erst auch die Männer emanzipieren, zu kreativeren Gemeinschaften führen wird, in denen das Alternative in Sexualität und Erotik durch das Komplementäre in der Liebe ergänzt werden wird, auch in der Liebe zu den Kindern, zu den Mitmenschen und zu Gott.

Aber schon in der Kunst um die Jahundertwende war dieses positive Element enthalten, bei keinem Geringeren als Gustav Mahler, dessen Lebensschicksal wahrlich vom Tode geprägt war, hatte er doch früh den Vater, später eine Tochter verloren, und er wußte lange um seinen bevorstehenden Tod und um die Untreue seiner Frau Alma. Aber es war dieser Gustav Mahler, der in seiner unendlichen Liebes- und Glaubensfähigkeit in seiner zweiten Symphonie, der Auferstehungssymphonie, die Klopstock'sche Ode umgedichtet und grandios vertont hat: „Sterben werd' ich um zu leben".

Nachsatz

Am 30. Jänner 1994 wurde in der Peterskirche in Basel das „Offertorium" uraufgeführt, dessen Text von Pfarrer Erwin Anderegg vom ökomenischen Zentrum der Psychiatrischen Universitätsklinik Basel stammt mit der Musik von Andrea Scartazzini. In diesem Offertorium beklagt sich der Tod, daß er von den Menschen als Mörder mißbraucht wird.

Literatur

 1. Adler A: Der Sinn des Lebens (1933). Fischer Taschenbuch Verlag, Frankfurt a M 1973
 2. Anderegg E: Offertorium. Musik von A Scartazzini. Uraufführung am 30. 1. 1994 Peterskirche Basel
 3. Bader A, Navratil L: Zwischen Wahn und Wirklichkeit. Kunst-Psychose-Kreativität. Bucher, Luzern, 1976
 4. Balint M: Der Arzt, sein Patient und seine Krankheit. Klett, Stuttgart 1957
 5. Balint M: Siehe Luban-Plozza B 1984
 6. Binswanger L: Grundformen und Erkenntnis menschlichen Daseins. Niehaus, Zürich 1953
 7. Bloch E: Das Prinzip Hoffnung, 3 Bände. Suhrkamp, Frankfurt a M 1990
 8. Carotenuto A: Tagebuch einer heimlichen Symmetrie. „Sabine Spielrein". Kore Verlag, Freiburg i Br 1986
 9. Danis J: Todestrieb. Maristen Druck und Verlag GmbH, Fürth 1984
10. Eccles J C, Popper, K R: Das Ich und sein Gehirn. Piper, München 1982
11. Ellenberger H F: Die Entdeckung des Unbewußten. 2 Bände. Hans Huber, Bern 1973
12. Fliesz W: Siehe Masson J M 1987
13. Frankl V E: Der unbewußte Gott. Psychotherapie und Religion. Kösel, München 1948
14. Frankl V E: Der Wille zum Sinn. Ausgewählte Vorträge über Logotherapie. 2. Aufl Huber, Bern, Stuttgart Wien 1978
15. Frankl V E: Ärztliche Seelsorge. Kindler, München 1980
16. Freud S: Der Moses des Michelangelo. Studienausgabe Bd 10, S 195, Fischer, Frankfurt a M 1969
17. Freud S: Das Unbehagen in der Kultur (1930) Studienausgabe Bd 9, S 191, 1974
18. Freud S: Zeitgemäßes über Krieg und Tod (1915) Studienausgabe Bd 9, S 33, Fischer, Frankfurt a M 1974
19. Freud S: Warum Krieg? (1933) Studienausgabe Bd 9, S 271, 1974
20. Freud, S: Neue Folge der Vorlesungen zur Einführung in die Psychoanalyse. (1933) Studienausgabe Bd 1, S 447, 1976
21. Fromm E: Die Kunst des Liebens. Ullstein Buch Nr 258, 1965
22. Fromm E: Anatomie der menschlichen Destruktivität. Deutsche Verlagsanstalt, Stuttgart 1974
23. Fromm, E: Haben oder Sein. Deutsche Verlagsanstalt, Stuttgart 1976
24. Fromm, E: Die Seele des Menschen. Ihre Fähigkeit zum Guten und zum Bösen. Deutsche Verlagsanstalt, Stuttgart 1979
25. Heidegger M: Sein und Zeit. 17. Aufl. Niemeyer, Tübingen 1993
26. Hinterhuber H, Heuser M, Wittgenstein O G (Hrsg): Liebe und Depression. Verlag Integrale Psychiatrie, Innsbruck, Wien 1992
27. Jacobi J: Die Psychologie von C G Jung. Walter, Olten, Freiburg i Br 1971
28. Jung C G: Siehe Jacobi J 1971

29. Kropiunigg U (Hrsg): Erwin Ringel. Die wichtigsten Schriften. Ueberreuter, Wien 1991

30. Lorenz K: Das sogenannte Böse. Zur Naturgeschichte der Aggression. B Schoeller Verlag, Wien 1963

31. Lorenz K, Wuketits F M (Hrsg): Die Evolution des Denkens. Piper, München und Zürich 1983

32. Luban Plozza B, Dickhaut H D: Praxis der Balintgruppen. Beziehung, Diagnostik und Therapie. Springer, Berlin Heidelberg 1984

33. Masson J M (Hrsg): Sigmund Freud's Briefe an Wilhelm Fliesz. Fischer, Frankfurt a M 1986

34. Monte-Verita Gruppen: Siehe Pöldinger W 1993

35. Morgenthaler W: Ein Geisteskranker als Künstler. Adolf Woelfli. Ernst Bircher Verlag, Bern 1921. Neuauflage: Medusa Verlagsgesellschaft Wien 1985

36. Navratil L: Die Künstler von Gugging. Medusa, Wien 1983

37. Pöldinger W: Die Bedeutung der Kreativität für die Rehabilitation. Schweiz Ärzteztg 66: 409–412 (1985)

38. Pöldinger W: Der psychisch Kranke und die Kunst. Rezeption und Kreativität in Therapie und Rehabilitation. Der Informierte Arzt 15: 6–18 (1985)

39. Pöldinger W: Mythologie, Traum und Tiefenpsychologie. In: Objektivationen des Geistigen (Hrsg: W Schmied-Kowarzig) Dietrich Reimer Verlag, Berlin 1985

40. Pöldinger W: Das Prinzip Lust. Ein Gespräch. Documenta Geigy Basel 4/1986

41. Pöldinger W: Zur Ontogenese und Phylogenese des symbolischen Denkens. In: Welt der Symbole. Interdisziplinäre Aspekte des Symbolverständnisses (Hrsg: G Benedetti und U Rauchfleisch) Vanderhoeck & Ruprecht, Göttingen 1988

42. Pöldinger W: Kreativität und Suizidalität im Leben und Werk Otto Weininger's. Swiss Med 10: 7–11 (1988)

43. Pöldinger W: Liebe, Lust und Tod aus der Sicht der Todestriebhypothese. 7. Goldegger Dialoge „Liebe, Sexualität, Tod". Kulturverein Schloss Goldegg, Salzburg 1988

44. Pöldinger W: Psychiatrie und Religion. Bericht über die Gruppenarbeit. Vortrag an einem Symposium. „Psychiatrie und Religion" Wil/St. Gallen am 13. 11. 1987. Swiss Med Separatdruck 1989

45. Pöldinger W: Sind wir auf dem Weg zu einem integralen Konzept der Suizidalität. TW Neurologie Psychiatrie 4: 816–831 (1990)

46. Pöldinger W: Psychiatrie und Religion. TW Neurologie Psychiatrie 5: 8–9 (1991)

47. Pöldinger W: Zur Bedeutung der Sexualität für die Persönlichkeit. In: Fortschritte und Fortbildung in der Medizin Bd 15, Deutscher Ärzte Verlag 1991/92

48. Pöldinger W (Hrsg): Kunst, Psychologie und Psychiatrie. Braun Verlag, Karlsruhe 1992

49. Pöldinger W: Monte-Verità Gruppen. In: Der alternde Mensch und sein Umfeld (Hrsg: E Petzold, V Beck) Universitätsverlag Jena GmbH 1993 (Forum Galenus Mannheim, Sonderband 1993)

50. Pöldinger W, Wittgenstein O G (Hrsg): Zur Psychologie und Psychopathologie der Hoffnung und des Glaubens. Huber, Bern, Stuttgart, Wien 1981

51. Pöldinger W, Krambeck K: The Relevance of Creativity for Psychiatric Therapy and Rehabilitation. Comprehensive Psychiatry 28: 384–388 (1987)

52. Pöldinger W, Wagner W (Hrsg): Aggression, Selbstaggression. Familie und Gesellschaft. Das Mayerling Symposium. Springer, Berlin Heidelberg 1989

53. Prinzhorn H: Bildnerei der Geisteskranken. Springer, Heidelberg 1922. Neuauflage: Springer, Berlin Heidelberg New York und Huber, Bern Stuttgart 1968

54. Psychiatrie und Seelsorge: Wiener Symposien. 1988–1992. Selbstverlag. Auskunft: Dr Monika Christian, Psychiatrische Universitätsklinik, Wien

55. Ringel E: „Winterreise" und Todestrieb. In: Psychologie und Psychopathologie der Hoffnung und des Glaubens. Huber, Bern 1981

56. Ringel, E: Das Problem der Todesbewältigung am Beispiel Gustav Mahler's. In: Erwin Ringel. Die wichtigsten Schriften. Ueberreuter, Wien 1991
57. Ringel, E: Siehe Kropiunigg U 1991
58. Ringel E, Kirchmayr A: Religionsverlust durch religiöse Erziehung. Herder, Wien, Freiburg, Basel 1985
59. Schindler R: Bifokale Familientherapie. In „Familie und seelische Krankheit". (Hrsg: Richter et al) Rowohlt, Reinbeck 1976
60. Schnitzler A: Siehe Worbs M 1983
61. Spielrein S: Die Destruktion als Ursache des Werdens. (1912) Archiv der Edition Diskord Tübingen 1986 Erstveröffentlichung im „Jahrbuch für psychoanalytische und psychopathologische Forschung" Bd IV, 1. Hälfte. (Hrsg: E Bleuler und S Freud, redigiert von C G Jung, Leipzig und Wien 1912)
62. Spielrein S: Über den psychologischen Inhalt eines Falles von Schizophrenie. Jahrbuch für psychoanalytische und psychopathologische Forschung, Bd III, S 329, 1911
63. Teilhard de Chardin: Die Welt als Kosmos. Beck, München 1991
64. Watzlawick P: Die Möglichkeit des Anderssein. Zur Technik der therapeutischen Kommunikation. Huber, Bern 1977
65. Wehr G: Nietzsche als Tiefenpsychologie. Kugler, 1987
66. Weininger O: Geschlecht und Charakter (1903) Mathes und Seitz, München 1980
67. Weininger O: Siehe Pöldinger W 1988
68. Wittgenstein O G: Sagen, Hören, Sehen. 2 Bände. Bonz, Stuttgart 1978
69. Wittgenstein O G; Kunst-Therapie und Kunst-Therapeuten. Mitteilungsblatt der Int Ges f Kunst, Gestaltung und Therapie Nr 1, Heidelberg 1985
70. Worbs M: Nervenkunst, Literatur und Psychoanalyse im Wien der Jahrhundertwende. Europäische Verlagsanstalt, Frankfurt a M 1983

Psychiatrisierung und Psychiatrie

Th. Meißel, M. Huf, W. Grill

Frau K.

Frau K., eine 65jährige Patientin, kam vor kurzem im Rahmen einer
Exacerbation ihrer chronisch schizophrenen Krankheit zur Wiederaufnahme. Dabei war sie gegen das Krankenhaus und das Personal, das sie
von den Voraufnahmen kannte und zu dem sie ein gutes Vertrauens-
verhältnis entwickelt hatte, äußerst ablehnend, mißtrauisch, gereizt. Sie
sprach sehr wenig, nur in Andeutungen, interpretierte alles, was um sie
geschah, als Ausdruck von massiven Beeinflussungsprozessen. Von überall
her wurde offenbar auf sie eingeredet, sie dachte, alle wüßten alles über
sie und man würde sie vielfältigst drangsalieren. Sie nannte diese vielfache
Beeinflussung „Psychiatrisieren" und zog sich von allen Personen weitgehend zurück, weil sie diese als Mitspieler dieser Beeinflussungsprozesse
wähnte. Sie hatte den Verdacht, daß alle unter einer Decke steckten,
fühlte sich als Opfer eines Komplottes, im Zentrum dessen die Primar-
ärztin des Krankenhauses stand.

Neben dieser psychotischen Angst und Ablehnung ihrer Umwelt bestanden aber nach wie vor in einem gleichsam konfliktfreieren Bereich
vertrauensvolle Beziehungen zum Personal des Krankenhauses, das sie ja
von den Voraufenthalten gut kannte und schätzen gelernt hatte. Man
konnte mit ihr zwischendurch mehr oder weniger lang über ganz konkrete Probleme des Alltags sprechen, bis sich dann wieder ihre wahnhaften Beeinflussungserlebnisse dazwischenschoben und der Kontakt ab-
brach. Dann lehnte sie die Personen der Umgebung ab, fühlte sich von
ihnen psychiatrisiert und wandte sich gereizt ab.

In der Vorstellung psychiatrisiert zu werden fügte sich bei Frau K. der
Wahn und das Erleben ihres „Beeinflussungsapparates" in ein kli-
scheehaftes Bild der Psychiatrie als persönlichkeitszermalmenden Mol-
loch. Einer Psychiatriekritik, die sich allzugern mit einem solchen klischeehaften Bild der Psychiatrie als Feindbild begnügt, muß zu denken

geben, daß sie ein Szenarium entwirft und daran festhält, das den Phantasien in der paranoid-schizoiden Position gleicht.

Natürlich enthält jedes Klischee einen wahren Kern. Die Machtinstrumentarien der Psychiatrie seien auch nicht geleugnet, die Mauern, die Zwangsjacken, die Lobotomien einer alten Psychiatrie wie die „chemischen Keulen" der Psychopharmaka und die verinnerlichten und subtileren Techniken von Sozialpsychiatrie und Psychotherapie heute.

Diesen Machtinstrumentarien der Psychiatrie, die immer auch gesellschaftliche Funktion haben, *allein* die anstaltskritische politische Losung „Freiheit heilt" entgegenzuhalten, kann allerdings nur einfache Gemüter befriedigen, die auf komplexe Fragen einfache Antworten bevorzugen.

Die Idee einer absoluten inneren Freiheit des Menschen mit Anspruch auf persönliche Glückseligkeit ist spätestens seit Freud fragwürdig geworden, der den Menschen als triebgeleitet und gezeichnet durch höchst intensive und ambivalente familiale Verstrickungen deutete. Die sozialen Implikationen dieses Menschenbildes entsprechen genau dem von Marx, der den Menschen als „Ensemble gesellschaftlicher Verhältnisse" auffaßte.

Einer politischen Forderung nach Wahrnehmung der Verantwortung einer Gesellschaft für ihre Mitglieder ist zuzustimmen. Psychische Konflikte – und als solche werden hier psychische Erkrankungen verstanden – werden aber durch alleinige und pauschale Schuldzuweisungen an „die Gesellschaft" weder verstanden noch gelöst.

Jeder Mensch als Individuum hat Recht auf Verantwortung, Anspruch auf sein persönliches Schicksal, hat seine Subjektivität zu vertreten und anzunehmen als „subjectus" gegenüber seinen inneren und äußeren Notwendigkeiten. Psychiatrische Therapie legitimiert sich allein dadurch, daß sie dem Menschen als homo patiens dabei zur Seite steht.

Dem, der die wahnhaften Phantasien und Halluzinationen von Frau K. als Bestätigung einer klischeehaften Psychiatriekritik anzunehmen geneigt ist, sei berichtet, daß diese Patientin nach Abklingen ihrer Symptomatik, in der sie die reale Psychiatrie nur hinter der Brille ihres Wahns erleben konnte, die therapeutische Hilfe der Psychiatrie höchst dankbar erlebte und den Kontakt mit den psychiatrischen Therapeuten weiter pflegte, wobei diese Haltung im Kontext ihrer Person und Geschichte als höchst authentisch einzuschätzen ist.

Was Frau K. als „Psychiatrisierung" beschrieb, war nicht die konkrete, reale psychiatrische Institution und das, was ihr dort real widerfuhr, sondern – wenn man die Deutung des Beeinflussungsapparates von Tausk [10] übernimmt – ihre autoerotische Phantasietätigkeit, die Externalisierung ihrer beziehungsabwehrenden Autoerotik und ihres selbstbezogenen Größenwahns im Bild eines kollektiven paranoiden Klischees.

Psychiatrisierung

1982 erschien die deutsche Übersetzung von „La Societe psychiatrique avancée" der beiden Castels mit dem Titel „Psychiatrisierung des Alltags".

Gemeint war damit „die Verwandlung sozialer Probleme in technische Verwaltungsaufgaben, die zunehmend mit psychiatrischen Mitteln gelöst werden, von denen immer neue Varianten entwickelt werden" [1].

Einer solchen Kritik an diesem gesellschaftlichen Prozeß wird hier zugestimmt, allerdings nicht in dem Sinn, damit der Psychiatrie generell ihre Aufgabe abzusprechen. Die Kritik an ausufernder „Psychiatrisierung", am Erweitern der Aufgabe der Psychiatrie auf ungebührliche Weise, in der durch sie gesellschaftliche Vorgänge „sozialpsychiatrisch" umgedeutet und „behandelt" werden, kann nicht bedeuten, daß man die Zuständigkeit der Psychiatrie in ihrem eigenen Bereich aufhebt.

Natürlich ist der Begriff der psychischen Krankheit ein soziales Konstrukt, aber das bedeutet nicht, daß deswegen ein medizinisches Paradigma in der Bewältigung des damit erfaßten Problems nicht sinnvoll sein kann, ist doch die Medizin selbst als komplexe Institution eine spezifische Variante sozialer Interpretation und Handlungskonzeption. Ihre biologischen Theorien und Therapiemittel haben immer instrumentellen Charakter, konstituieren nie primär die Medizin als gleichsam außergesellschaftliche Institution.

Parin [9] verfolgt ähnlich kritische Gedanken wie die Castels, wenn er in der Psychoanalyse eine Vermeidungsstrategie weg von sozialem und politischem Engagement hin zu einem „Medicozentrismus" konstatiert. Auch Parins Denkansatz wird hier einerseits beigepflichtet, allerdings ebenfalls darauf verwiesen, daß damit nicht gemeint sein kann, die Medizin aus dem medizinischen Bereich zu vertreiben. Es geht nur darum, den gesellschaftlichen Platz und die gesellschaftliche Funktion der Medizin nicht ungebührlich so auszuweiten, zu verlagern, umzugewichten, daß gesellschaftliche Prozesse „medizinalisiert", statt auf gesellschaftlicher Ebene wahrgenommen und gestaltet werden.

Es bleibt Aufgabe der Medizin, ihre gesellschaftliche Aufgabe zu verstehen und zu erfüllen, wo sie – auch im Sinn der kritischen Medicozentrismusthese – ihren Platz hat. Und das gilt gerade für die Medizin nicht nur als biologische, sondern auch als psychotherapeutische Disziplin. Es kann aber nicht Sinn einer modernen Medizinkritik sein, der Medizin die Aufgabe für den psychischen Bereich abzusprechen, wo man ihr mit Recht noch immer den Vorwurf machen muß, daß sie diesen in der Praxis – abgesehen von Lippenbekenntnissen – über weite Teile ignoriert.

Es geht hier also darum, der Psychiatrie ihren Platz zu lassen, ihren Platz zu geben. Sie hat eine jahrhundertealte Tradition der Übernahme gesellschaftlicher Probleme, eine jahrhundertealte Tradition der Übernahme von Verantwortung für Menschen, denen man sie aus verschiedensten Gründen nahm, zum Teil, weil diese sie selbst aufgaben und nicht mehr wahrnehmen konnten. Die Psychiatrie hat so eine jahrhundertealte Tradition der Übernahme sozialer Randgruppen in ihren Bereich, die in den gesellschaftlichen Abläufen durch den Rost menschlicher Sicherungen fielen. Diese Traditionen der Psychiatrisierung bestehen nach wie vor in der Gesellschaft und in deren Subsystem Psychiatrie, das sich dadurch allzugerne bestätigt sehen will.

Bei aller Berechtigung antipsychiatrischer Kritik scheint es aber nicht sinnvoll, das Kind mit dem Bad auszuschütten. Hier wird auch die Notwendigkeit einer entschlossenen „Entpsychiatrisierung" vertreten. Die Liebhaber klischeehafter Antipsychiatriekritik mögen sich aber daran gewöhnen, daß die Psychiatrisierung in den letzten Jahrzehnten zunehmend außerhalb der Anstalten vor sich geht, Castel und Parin folgerichtig diesen ambulanten Psychiatriesierungs- und Medizinalisierungsprozeß kritisch unter die Lupe genommen haben.

Natürlich bleibt die Berechtigung und Notwendigkeit der Kritik an der Anstaltspsychiatrie, wie sie seit den 60er Jahren artikuliert wurde. Es sollte nur allen ausreichend klar bleiben, daß die Heilung durch „Freiheit" Konfrontation mit der Realität außerhalb der Psychiatrie bedeutet und es den „psychiatrisierenden" Betreuern und Therapeuten leichter fällt, ihre verwahrenden, beschränkenden, sozial isolierenden Funktionen aufzugeben als die schützenden, versorgenden, Krankheitsgewinn gewährenden. Kritische Wachsamkeit hat also nicht nur den verwahrenden „psychiatrisierenden" Tendenzen in der Gesellschaft zu gelten, sondern auch pathologischen, sich der Patienten gerne bemächtigenden Helfertendenzen der Psychiater und ihrer Mitarbeiter.

Trotzdem: Bei aller notwendigen „Entpsychiatrisierung" bleibt der „hauseigene" Bereich der Psychiatrie als jener der Behandlung, Betreuung und Rehabilitation psychisch schwerkranker Menschen, denn solche gibt es, mehr als man wahrzunehmen bereit und fähig ist, und es gibt – zeitbedingt beschränkt gültige – mehr oder weniger konsensuelle professionelle Erfahrungen und Haltungen, Hypothesen und auch gesichertes Wissen, welche die Wahrnehmung dieser Aufgabe rechtfertigen, um es vorsichtig für solche zu formulieren, die der Psychiatrie gegenüber mißtrauisch bleiben und denen es schwerfällt, der Psychiatrie von vornherein eine positive Aufgabe zuzugestehen.

Die Aufgabe der Psychiatrie

Virchow hatte postuliert: „Die Medizin ist eine soziale Wissenschaft, und die Politik ist weiter nichts als Medizin im großen." [11] Folgt man diesem, wenn man so will medicozentristisch formulierten politischen Postulat für die Medizin, so bedeutet dies, als wissenschaftliche Aufgabe der Medizin zu fordern, gesellschaftliche Wurzeln und Funktionen individuellen Leidens und individueller Krankheit aufzudecken und dementsprechende politische Lösungen als gesellschaftliche Therapie anzubieten und zu vertreten.

Konkret am einzelnen Patienten bleibt aber immer die Arbeit für diesen Patienten als Individuum, wobei die medizinische Therapie des einzelnen Patienten unabhängig von der kollektiven Organisation der Medizin im subjektiven Freiraum des Patienten stattfindet, Ausdruck der individuell gewollten und gestalteten Beziehung des Patienten. Die Beziehung zum Therapeuten und Arzt hat primär der Wahrung und Förderung dieses subjektiven Freiraumes des Patienten zu dienen und ist dieser Priorität unterzuordnen, womit gesellschaftliche Ansprüche an den Patienten für den Arzt nachgeordnete Bedeutung haben.

Theoretisch ist eine solche idealistische Forderung leicht formuliert, für die praktische Umsetzung dieses Anspruches meinen wir aber gerade deshalb, daß das medizinische Paradigma der Behandlungssituation auch für die Psychiatrie, die umfassend als Psychotherapie verstanden sein sollte, beizubehalten sei. Allerdings hat dieses medizinische Paradigma durch Freud eine radikale Neuformulierung insofern erfahren, als die Subjektivität des Arztes bzw. Psychoanalytikers in eine radikal neue Weise in den Beziehungsprozeß als Teil des Behandlungsgeschehens einbezogen wurde.

Die Psychiatrie als Institution im stationären wie im ambulanten Bereich kann sich nur als medizinische Institution legitimieren, wenn sie den subjektiven Anliegen des Patienten dient und ihm gerade in seiner Auseinandersetzung mit der Gesellschaft, in seinen sozialen Beziehungen und in seinem sozialen Kontext unterstützt und sich nicht umgekehrt von den gesellschaftlichen Ansprüchen an das Individuum definiert.

Eine solche Psychiatrie konzipiert sich auf der Basis des erwähnten medizinischen bzw. psychotherapeutischen Paradigmas, wobei hier die These vertreten wird, daß die psychiatrische Institution sich als Setting der Psychotherapie für schwerer psychisch Erkrankte verstehen sollte [7]. Alle psychiatrischen Interventionen (Einweisung in das Krankenhaus, Gestaltung des Stationsalltags, Hausordnung, Zwangsmaßnahmen in der Psychiatrie, Medikamente, therapeutisches Angebot durch verschiedenste Therapeutengruppen, Entlassung, sozialpsychiatrische Interventionen und ähnliches) sollten als Parameter der Psychotherapie verstanden werden, die es tendentiell in der therapeutischen Arbeit aufzulösen gilt, wie es eben Eissler für Parameter der Psychoanalyse forderte [3].

Diese theoretischen Überlegungen sind das Ergebnis unserer praktischen Erfahrungen als sogenannte Sektorärzte im „Modell Gugging" der psychiatrischen Versorgung in Ostniederösterreich. In diesem Modell betreut der Sektorarzt im Krankenhaus die psychiatrischen Patienten seines Sektors, ist zudem im Sinn einer Betreuungskontinuität ambulant im Psychosozialen Dienst des Sektors für die Nachbetreuung seiner Patienten zuständig.

Da unsere Patienten großteils an schweren chronischen psychiatrischen Erkrankungen vor allem aus dem schizophrenen Formenkreis leiden und wiederholt im Krankenhaus behandelt werden, bedeutet dies, daß wir eine große Gruppe unserer Patienten hauptsächlich von der ambulanten therapeutischen Arbeit kennen, in Lebensphasen, in denen sie daheim leben, nicht akut erkrankt sind, oft auch arbeiten können.

Gerade dieser ambulante Behandlungsschwerpunkt zeigt, daß psychiatrische Therapie im Kern immer eine psychotherapeutische ist, auch wenn Parameter wie Psychopharmaka, soziale Hilfestellungen, verschiedenste stützende Interventionen wie Hausbesuche bis hin zu Einweisungen ins Krankenhaus und Inanspruchnahme der dortigen therapeutischen Möglichkeiten verwendet werden.

Grundelement ist immer die therapeutische Beziehung von Patient und zentralem Therapeuten, wie sie in unserem Modell dem Sektorarzt zugeschrieben ist. Von dieser zentralen Beziehung aus gestaltet sich die therapeutische Arbeit in und durch die verschiedenen Gruppen von Mitarbeitern und verschiedenen Betreuern und Therapeuten, in den verschiedenen Bereichen in verschiedene Gruppentherapieformen eingefaßt. Im stationären Bereich führt das bis zur Stationsgroßgruppe als zentral konzipiertem therapeutischen Raum der Selbsterfahrung und Therapie auf der Ebene der Gesamtstation.

Diese theoretischen Überlegungen gleichen weitgehend denen, die Rainer Danzinger kürzlich in Wien vertrat [2], nicht zufällig, hatte er doch jahrelang in Gugging führend gearbeitet, gemeinsam mit uns Erfahrungen gemacht und unsere Leitideen entscheidend mitformuliert. Und nicht zuletzt folgen unsere Vorstellungen der alten Forderung Raoul Schindlers, eines der Supervisoren unserer Gugginger Arbeit, nach einer „Unterstellung des Gesamtbehandlungsplans unter ein psychotherapeutisches Konzept."

Ein solches Verständnis der psychiatrischen Institution und dessen, was therapeutisch in ihr geschieht, ist natürlich der institutionstypischen Eigendynamik in Richtung auf eine totale Institution entgegengesetzt. Kollektiv-institutionelle Abwehrprozesse (Mentzos) haben in einem solchen therapeutischen Konzept in systematischer Gegenübertragungsanalyse in regelmäßigen und verbindlichen Teambesprechungen und Supervisionen bearbeitet zu werden.

Abstinenz ist in einem solchen Modell nicht formal als Fehlen von Tätigkeit des Therapeuten zu definieren, sondern inhaltlich als Enthaltung von unstatthaften Motiven des Therapeuten, das zu tun oder nicht zu tun, wozu er Lust hat, was aber nicht seiner Aufgabe entspricht, also gerade nicht als Vermeiden von Tätigwerden, als Vermeiden beim Einsetzen von Parametern, wenn es der therapeutischen Aufgabe zukommt.

Diese kurz angedeuteten Ansätze einer analytischen Psychiatrie, seien verstanden als Konzeptualisierungen einer Psychiatrie, die sich von ihrer psychotherapeutischen Aufgabe her definiert und nicht primär in gesellschaftlicher Handlangerfunktion. Wenn Freud den Grundkonflikt der Psychose als einen zwischen dem Ich und der Realität beschrieb [4, 5] oder Mentzos heute als einen Konflikt zwischen selbst- und objektbezogenen Tendenzen [8], wobei das Ich mit Verleugnung, Spaltung, Projektion und anderen primitiven, das heißt noch unreifen und für das Erwachsenenleben nicht brauchbaren Abwehrstrategien reagiert, dann ist therapeutische Aufgabe die Integration der widerstreitenden Triebregungen im Individuum, die Gewinnung bzw. der Wiedererwerb des „wahren Selbst" [12] bzw. die Aussöhnung des „privaten Selbst" mit dem „öffentlichen Selbst" [6] des Patienten. Ziel der Therapie ist also, den Patienten zu befähigen, Beziehungen aufzunehmen, soziale Kontakte wahrzunehmen, sich als soziales Wesen nicht nur zu verstehen, sondern auch verhalten zu können, damit nicht nur Objekt politischer Prozesse zu sein, sondern sich auch zum gestaltenden Subjekt aufraffen zu können.

Mächtigen gesellschaftlichen Tendenzen, „Psychiatrisierung" als gesellschaftliche Technik zu verwenden, was letztlich auf Abspaltung, Isolierung, Desintegration psychiatrischer Patienten hinausläuft, stehen so Tendenzen gegenüber, die aus dem therapeutischen Anliegen kommen und die sich nur legitimieren können, insofern sie auf ein Zurückführen des verstörten Individuums in die Gesellschaft, auf Integration hinarbeiten. Dies ist nicht nur für die betroffenen Individuen ein anstrengender Prozeß, sondern auch für die Gesamtgesellschaft, die dieses Anliegen zu akzeptieren und daran mitzuarbeiten hat. Dazu gehört unter anderem eine positive Bewertung der Psychiatrie, das heißt eine Neubewertung der Psychiatrie und ein Verzicht auf klischeehafte Definitionen und „Kritiken", also eine Integration der Psychiatrie und deren psychotherapeutischen Grundintentionen.

Entpsychiatrisierung

Diesen erwähnten Tendenzen der Psychiatrisierung von sozialen Prozessen hat auf alle Fälle auch im Interesse einer so positiv definierten analytischen Psychiatrie eine „Entpsychiatrisierung" entgegengestellt zu werden. Wenn man die psychiatrische Institution als psychotherapeutisches Setting begreift und die Arbeit der Psychiatrie als psychotherapeutische, so ist es im Interesse dieser so verstandenen Psychiatrie, all jene Patienten nicht in den Institutionen zu „behandeln", die in der Psychiatrie aus primär sozialen Gründen untergebracht sind. Es geht also um die Klärung von „falschen" Psychiatrisierungen, während umgekehrt falsche „Soziologisierungen" zu verwerfen sind, die die Subjektivität des Individuums nicht respektieren, insofern sie die Möglichkeiten des Patienten in einer psychiatrischen Therapie, die sich an dessen Subjektivität orientiert, ignorieren, entwerten, diffamieren.

Ironischerweise besorgt in Österreich das neue Unterbringungsgesetz genau die beschriebenen Psychiatrisierungstendenzen der Gesellschaft, insofern sie als Kriterien für Zwangsbehandlungen allein solche Verhaltensweisen gelten läßt, die bei Nichtkranken gesellschaftlich sanktioniert werden. Im Unterbringungsgesetz wird der Psychiatrie kein medizinisches Paradigma zugrunde gelegt, sondern das Paradigma des Gefängnisses, damit die Psychiatrie als Psychiatrisierung interpretiert und festgeschrieben.

Die gesellschaftlichen Motive wurden bereits angedeutet: Aus Angst wird das Problem des Wahns verleugnet bzw. man erliegt der Faszination des Wahns in einer Delegation der Verweigerung und des radikalen Protestes, während an die Psychiatrie diejenige Konfliktbewältigung delegiert wird, die entwertet als „böse" definiert wird. So werden Spaltungstendenzen einer Gesellschaft gewahrt, die damit Konflikte vermeidet, Ausdruck kollektiver „psychotischer" Abwehrprozesse einer „vaterlosen" Gesellschaft (Mitscherlich), die sich einer Orientierung an gemeinsam verbindlichen Vorbildern und Werten zunehmend verweigert und Integrationsleistungen als Herstellen von Gemeinsamkeiten besonders schwer schafft.

Aufgabe bleibt demgegenüber, daß es in der Psychiatrie gelingt, die Arbeit psychotherapeutisch zu konzeptualisieren und damit zu legitimieren. So wird in psychotherapeutisch gestalteten Beziehungen zwischen Patienten und Therapeuten der therapeutische Spielraum gewahrt.

Die hier vorgetragene Legitimierung der Psychiatrie durch die Konzeption als psychotherapeutisches Setting hilft, viele Probleme und Aufgaben in neuem Licht zu sehen, nicht zuletzt die notwendige Abgrenzung von einer „Psychiatrisierung", auf welche die volle Wucht einer politischen Psychiatriekritik falle. So freigespielt und mit diesem radikal erneuerten Ansatz gelinge die Arbeit im eigentlichen Bereich der Psychiatrie leichter und erfolgreicher. Die Verantwortung für die gesellschaftlichen Probleme, die nicht mehr psychiatrisierend gelöst werden, möge nur endlich von der Gesamtgesellschaft übernommen und ausgehalten werden.

Literatur

1. Castel F, Castel R, Lovell A (1982): Psychiatrisierung des Alltags. Suhrkamp Verlag, Frankfurt/Main
2. Danzinger R (1994): Grenzen der Gruppenpsychoanalyse. Vortrag in der Sektion Gruppenanalyse des ÖAGG am 10. 3. 1994
3. Eissler K R (1953): The Effect of the Structure of the Ego on Psychoanalytic Technique. J Am Psychoanal Ass 1: 104–143
4. Freud S (1924 [1923]): Neurose und Psychose. GW XIII
5. Freud S (1924): Der Realitätsverlust bei Neurose und Psychose. GW XIII
6. Matussek P (1993): Analytische Psychosentherapie in neuer Sicht. Nervenarzt 64: 696–705
7. Meißel Th (1991): Die Psychologie der Neuroleptikaverordnung. In: Danzinger R (Hrsg): Psychodynamik der Medikamente. Springer Verlag, Wien New York, S 17–36
8. Mentzos S (1992): Psychodynamische Modelle in der Psychiatrie. Vandenhoeck und Ruprecht, Göttingen
9. Parin P, Parin-Matthè G (1983): Medicozentrismus in der Psychoanalyse. Eine notwendige Revision der Neurosenlehre und ihre Relevanz für die Theorie der Behandlungstechnik. In: Hoffmann S O (Hrsg): Deutung und Beziehung. Kritische Beiträge zur Behandlungskonzeption und Technik in der Psychoanalyse, Fischer Taschenbuch 7341, S 86–108
10. Tausk V (1919): Über die Entstehung des „Beeinflussungsapparates" in der Schizophrenie. Intern Zeitschr für ärztl Psychoanal, Bd 5, S 1–33
11. Virchow R (1848): Der Armenarzt. In: Deppe H-U, Regus M (Hrsg): Seminar: Medizin, Gesellschaft, Geschichte. Suhrkamp Taschenbuch Wissenschaft 67, S 175–179
12. Winnicott D W (1965): Ich-Verzerrung in Form des wahren und des falschen Selbst. In: Reifungsprozesse und fördernde Umwelt. Fischer Taschenbuch 42255, S 182–199

Die Arbeit mit Angehörigen – zwischen Familientherapie und politischem Bündnis

G. Eichberger, M. D. Bayer, L. Seidl

Einleitung

Angehörigenarbeit gehört – genauso wie der Systembegriff – zu den „modischen Trends" einer etablierten und „fortschrittlichen" Sozialpsychiatrie.

Abseits aller modischen Variationen des Zeitgeists hat aber die Arbeit mit Angehörigen immer schon zum Alltag der Gugginger Psychiatrie gehört.

Allein der Umstand der Verantwortung für eine ländliche Region führte die Ärzte des hiesigen Krankenhauses zwangsläufig zu einer vermehrten Beschäftigung mit den Ansichten der Angehörigen. Unausweichlich mußten diese, wenn sie schon von weit her – meistens einmal in der Woche jeweils an den Wochenenden – kamen und ihre kranken Angehörigen besuchten, von den diensthabenden Ärzte kontaktiert werden.

Diesen Vorläufer einer „Angehörigenarbeit" bereits als „Gugginger Modell" zu bezeichnen, mag übertrieben erscheinen. Und dennoch enthält er bereits jenes Moment der Kontinuität, welches für das „Gugginger Modell" – eine ganz besondere Form der sektorisierten Psychiatrie – typisch war und ist: Jenes Modell, welches einer Region eine therapeutische equipe zuordnet – in einem äußerst radikalen Ansatz, nämlich in der vollständigen Verantwortung eines Arztes und eines Sozialarbeiters für eine Region mit der ungefähren Einwohnerzahl von 80 bis 100.000 Einwohner.

Das Modell wurde im Rahmen einer Psychiatrie-Enquete in Mistelbach – einer Kleinstadt im Nordosten von Niederösterreich – am 27. April 1977 vorgestellt, und seitdem mit der konstanten Eröffnung von Beratungsstellen, Patientenklubs, Tagesheimstätten und Wohnheimen im Einzugsbereich der Klinik vorangetrieben.

Nunmehr ist ein „Sektorarzt" – ein für eine Region von der ungefähren Größe einer Bezirkshauptmannschaft verantwortlicher Psychiater – zusammen mit dem Sozialarbeiter des Teams – der Ansprechpartner für die Angehörigen des psychisch Kranken „ihres" Bezirks.

Es mag eine weitere lokale Besonderheit der Gugginger Psychiatrie sein, daß eine große Anzahl von Therapeuten eine fundierte Ausbildung in den verschiedenen psychotherapeutischen Disziplinen haben und so unter anderem auch die Gelegenheit boten, so differente Ansätze wie Psychoanalyse und Familientherapie in der Angehörigenarbeit zu vergleichen – und mitunter auch zu vereinen.

Die Gugginger Sektorpsychiatrie

Bereits ab 1977, in vollem Ausmaß allerdings erst ab 1982, wurde in Gugging sektorisierte Psychiatrie betrieben. Die Patienten, welche aus einer definierten geographischen Region stammten, wurden von „ihrem" Arzt im stationären Bereich betreut.

In der täglichen „Morgenrunde", einer Veranstaltung, welche alle Patienten eines Sektors zu einem morgendlichen Gespräch vereinte, welches durchaus auch psychotherapeutische Gestalt annehmen konnte, wurde das Ausmaß an psychiatrischer Pathologie einer Region transparent und deutlich gemacht. Allzuoft geschah es, daß Patienten aus nahe gelegenen oder benachbarten Gemeinden einander mit dem Ausdruck großen Erstaunens in der Gugginger Psychiatrie kennen lernten – als Nachbarn in der Region und als Partner im vergleichbaren psychosozialen Elend.

Angehörigenarbeit war hier immer schon gleichbedeutend mit einem Bewußtmachen der psychiatrischen Probleme einer ganzen Region und hatte von daher immer schon eine immens politische Funktion!

Darüber hinaus boten sich auch die Beratungsstellen des Psychosozialen Dienstes – ein bis zweimal in der Woche für die Patienten eines Sektors und ihre Angehörigen offenstehend – an. Fast in jedem Sektor entstanden Angehörigengruppen, im am weitesten fortgeschrittenen Sektor Mistelbach sogar ein Angehörigenverein, welcher in Zusammenarbeit mit der HPE-Österreich, einer gesamtösterreichischen Angehörigenvereinigung, versuchte, die Interessen der Angehörigen psychisch Kranker im Bezirk öffentlich zu vertreten. Die Motivation zur Gründung dieses Mistelbacher Vereins stand unter der klaren Zielsetzung einer direkten Beeinflußung der verantwortlichen Gesundheitspolitiker. Die Erfolge dieses Vorgehens hielten sich in realistischem Ausmaß – dennoch hatten wir in der Summe den Eindruck, daß der Aufbau extramuraler Einrichtungen oft erst durch das Engagement der Angehörigen jenen Schub erhielt, der zur Verwirklichung nötig war..

Das therapeutische Klima

Es mag Zufall oder glückliche Fügung, bzw die Nähe der unmittelbar benachbarten Großstadt Wien gewesen sein, daß in den letzten beiden

Jahrzehnten eine große Anzahl der Gugginger Ärzte eine gewisse Nähe zur psychotherapeutischen Richtung der Psychoanalyse aufwiesen. Es muß ergänzt werden, daß die führenden Ärzte dieser Institution fast alle graduierte Psychoanalytiker waren und so eine Haltung vorgaben, welche durch die wesentlichen Elemente der Akzeptanz unbewußter Prozesse und einer psychodynamischen Sichtweise psychotischer Phänomene gekennzeichnet war.

Nach den Worten des bekannten Analytiker Kutter also eine Haltung der *„Suche nach Wahrheit und des nie erlahmenden Interesses an Menschen und deren unvermeidlichen Konflikten"*.

Auch wurden psychotische Phänomene – etwa nach Mentzos – immer „. . . nicht nur als das Resultat von Abwehr der Angst und anderer unerträglicher Gefühle, sondern auch als ein Surrogat für ausgebliebene Wunsch- und Bedürfnisbefriedigung" angesehen. Es handle sich . . . ähnlich wie bei der Neurose, aber auf einem viel tieferen Niveau, um eine Kompromißlösung.

Immer wieder wurde auch betont, daß die psychodynamische Sichtweise die biologischen Gegebenheiten nicht ausschließe!

In einem durchaus nicht selbstverständlichen Prozeß wurden tiefenpsychologisch orientierte, psychodynamische Sichtweisen zu einer Alltagshaltung auch des restlichen Personals, wobei vor Allem auch das Pflegepersonal von dieser geänderten Einstellung der ärztlichen Therapeuten profitierte.

Die Kooperation bzw Intebration psychoanalytischer und familientheoretischer Konzepte gelang in etlichen Fällen (G.E. und MD.B.) sehr gut und war auch der Anlaß für eine Arbeitsgruppe über dieses Thema anläßlich der 1. Gugginger Sozialpsychiatrischen Tagung.

Familientherapeutische Aspekte

Bevor ein psychisch Kranker zur stationären Aufnahme kommt, hat die Familie im Allgemeinen bereits eine lange Zeit von inneren Kämpfen und Auseinandersetzungen hinter sich.

Der – als solcher identifizierte Patient – hat unbewußt eine bestimmte Rolle übernommen, um die anderen Familienmitglieder zu entlasten, um von verdeckten Konflikten abzulenken, und so ein gewisses Gleichgewicht in der Familie aufrecht zu erhalten. Die Krankheit kann den Sinn haben, Trennungsschritte in der Familie zu verhindern, den anderen Familienmitgliedern schmerzliche Trauerarbeit zu ersparen oder Konflikte offensichtlich werden zu lassen. Oft sieht man, daß die Krankenrolle, zB in Gestalt von depressiven Symptomen, von der Mutter über die Tochter zum Vater wandern. In vielen Familien werden ungelöste Konflikte und psychische Erkrankungen von Generation zu Generation weitergegeben.

Kommt es zur Manifestation einer psychischen Erkrankung eines Familienmitgliedes, dann organisiert sich die gesamte Familie um das Symptom und den Symptomträger. Die Familie steht unter dem Druck, eine Lösung für ihr Problem – das kranke Familienmitglied – zu finden, wobei jeder einzelne belastet ist.

Die Aufnahme des Patienten in die Klinik bedeutet für die Familie einerseits eine Erleichterung und Entlastung – die Betreuung und die Verantwortung kann abgegeben werden – andererseits entstehen große Ängste und Schuldgefühle.

Die Krise, welche durch die Spitalseinweisung ausgelöst wird, ist die Chance für eine Veränderung bei Patient und Familie. Oft sind Arzt (Ärztin) und SozialarbeiterIn in dieser besonderen Situation die ersten Personen, denen der Zutritt in die als ganzes leidende Familie erlaubt wird, da Familien psychisch Kranker oft sehr starre Grenzen um sich ziehen.

Während der Patient in der Klinik neue Kommunikationsformen und Regeln lernt, erhält die Familie dort durch persönliche Gespräche Unterstützung. Das Ziel ist der Abbau von Ängsten und Schuldgefühlen, die Vermittlung von Information über die Krankheit des Patienten und die jeweilige medikamentöse Therapie. Die psychotherapeutischen Bestrebungen gehen dahin, eine Veränderung des Interaktionsmusters in der Familie und die Stärkung der Ressourcen zu erreichen.

Durch die personelle Sektorisierung im Rahmen des „Gugginger Modells" ist eine kontinuierliche Betreuung des Patienten und seiner Familie sowohl in der Klinik wie auch im Psychosozialen Dienst gewährleistet. Der (die) für den jeweiligen Sektor zuständige Arzt/Ärztin und SozialarbeiterIn haben zum Teil jahrelangen persönlichen Kontakt zu Patient und Familie.

Von beiden Betreuern werden die Erfahrungen mit der Familie in die Therapie eingebracht, der Erfahrungsaustausch erweitert damit das Beobachtungsfeld.

Die Motivation auch nach dem stationären Aufenthalt den Psychosozialen Dienst aufzusuchen, sich in psychotherapeutische Behandlung zu begeben und an Angehörigen- und Selbsthilfegruppen teilzunehmen ist allein schon dadurch größer, daß bereits in der Klinik der persönliche Kontakt zwischen Betreuern und Familie hergestellt wurde und die Zusammenarbeit zwischen ihnen begonnen wurde.

Erstmals aus ihrer Isolation befreit, treten erfreulicherweise immer mehr Angehörige an die Öffentlichkeit und unterstützen damit die Bestrebungen der psychiatrisch Tätigen.

Das politische Bündnis

In vielen mitteleuropäischen Ländern, va aber im angloamerikanischen Raum, haben Angehörigenbewegungen, Selbsthilfegruppierungen und auch Patientenvertretungen eine wachsende Bedeutung erhalten. Österreich hat hier sicher noch – va auf dem Gebiet der Psychiatrie –

einen gewissen Nachholbedarf. Es war eine der vorrangigsten Bemühungen – zB im Sektor Mistelbach, die Angehörigen zur Gründung eines eigenen Selbsthilfevereines zu motivieren. Diese Vorgangsweise – und auch die verstärkte Beteiligung bei allen Aktivitäten der gesamtösterreichischen Angehörigenvereinigung „HPE" (Hilfe für psychisch Erkrankte) standen unter der klaren Zielsetzung, für die psychiatrische Versorgung soviel wie möglich erreichen zu wollen.

Für die in der Psychiatrie tätigen Mitarbeiter war es fast schon selbstverständlich, zu sehen, daß ihre wiederholten Forderungen und Appelle in Richtung der verantwortlichen Politiker größtenteils unbeachtet verhallten, größere Gruppierungen von Angehörigen hingegen wesentlich mehr Durchsetzungsvermögen entwickelten.

Was lag näher, als Angehörige, wo immer sie sich zu artikulieren suchten, massiv zu unterstützen?

Eine deutliche Akzentuierung erhielt diese, aus der beiderseitigen Not entstandene Allianz, durch die Formulierung eines Unterbringungsgesetzes für psychisch Kranke, welches mit 1.1.1991 in Kraft trat, und als Grund einer zwangsweisen Unterbringung in der stationären Psychiatrie nur mehr „ernstliche und erhebliche Gefährdung" in Zusammenhang mit psychischer Erkrankung ansah.

Die Rechtssprechung, vor allem der ersten Jahre der Anwendung dieses Gesetzes, wies zum Teil fast makaber-komische Fehlbeurteilungen psychischer Erkrankungen in ihrer Urteilsfindung auf und war Anlaß für empörte Äußerungen engagierter Angehöriger, welche innerhalb kürzester Zeit feststellen mußten, daß die neue Psychiatriegesetzgebung in Österreich die Belastung durch psychisch Kranke vom Staat und seinen Organisationen weg eindeutig in Richtung der Angehörigen bewegte.

Die Haltung der österreichischen Gesellschaft gegenüber psychisch Kranken hatte schon Platon in seinem berühmten Werk über die Gesetze („NOMOI") im 11.Buch, Kapitel 13-15 über den Wahnsinn und den Spott trefflich wiedergegeben, wenn nicht vorweggenommen:

„Ist einer etwa wahnsinnig, dann werde er nicht in der Stadt gesehen; die Angehörigen jedes mögen über denselben im Hause Wache halten, ..ansonsten aber eine Geldbuße zahlen. . ."

D.h., die Angehörigen sind in erhöhtem Ausmaß voll für ihre psychisch kranken Angehörigen verantwortlich und leiden unter deren sozialen und psychopathologischen Störbildern enorm.

Der Gedanke einer sozialen Fürsorge, welche in verpflichtender Form auch gesetzlich abgesichert ist, war der österreichischen Gesellschaft immer schon fremd, und sein Fehlen führte auch schon bei der Formulierung des vorletzten Psychiatriegesetzes zu empörten Reaktionen seitens einzelner Anstaltsdirektoren.

Das politische Bündnis zwischen Sozialpsychiatern und Angehörigen ist also ua. auch eine logische Folge der juristischen Rahmenbedingungen – und für die Gugginger Sozialpsychiatrie eine „condition sine qua non", welche von beiden Seiten sehr bewußt intensiviert wird.

Es bleibt zu hoffen, daß aus dieser Allianz eine Zuteilung ökonomischer Ressourcen an die Psychiatrie erwächst – auch in Zeiten zunehmender ökonomischer Verarmung – und daß die Psychiatriegesetzgebung möglicherweise im dritten nachchristlichen Jahrtausend – über 2000 Jahre nach Platon – den Stand beispielsweise der Schweiz erreicht, in welcher die Verpflichtung des Staates zur Therapie und Fürsorge für psychisch Kranke, auch gegen deren Willen, gesetzlich verankert ist.

Die Zuteilung ökonomischer Ressourcen hängt allerdings von den Werten einer Gesellschaft ab; und es bleibt die bedrückende Frage übrig, wieviel eine „aufgeklärte, tolerante und empathische" Gesellschaft bereit ist, für ihre „verrückten" Mitbürger zu bezahlen.

Wir werden nicht darum herumkommen, uns Fragen über den „Wert" einzelner Krankheitsbilder und der davon Betroffenen gefallen zu lassen.

Abseits aller heuchlerischen Vorstellungen von der Zuteilung medizinischer Hilfe „an alle" und „unter allen Umständen" – was in der Realität der medizinischen Versorgung sicher nirgends mehr wirklich eingehalten wird – wird in der Zukunft wohl die ernste Frage auftauchen – welche nur in einer strikt sachlichen Ebene abgehandelt werden kann – was wir bereit sind, für die Ärmsten und Ausgesondertsten unser Gesellschaft zu geben...

Wir werden uns ganz realistisch mit der Frage konfrontieren müssen, *was ist z. B. die Rehabilitation und die Lebensqualität von Endzuständen psychischen Leids wert?*

Wir werden als Psychiater und als Psychotherapeutcn die unangenehme Aufgabe haben, uns mit dem Wert psychischen Leids im Vergleich zu anderen Krankheits- und Patientengruppen auseinandersetzen zu müssen.

Wir werden es hier sehr schwer haben. Denn schon Musil hat über psychiatrische Patienten sarkastisch formuliert, daß viele „... nicht nur an einer minderwertigen Gesundheit, sondern auch an einer minderwertigen Krankheit leiden ..."

Wieviel unter diesen Umständen die Gesellschaft bereit ist, zur Verfügung zu stellen, bleibt dahingestellt.

Wir werden aber diesen gesellschaftlichen Diskurs nur mit Hilfe der Angehörigen und auch vielleicht mit Hilfe der Betroffenen wirklich artikulieren und führen können.

Die Angehörigenarbeit im Rahmen des „Gugginger Modells" bietet uns zumindest realistische Chancen, daß die Kooperation zwischen Ärzten, Therapeuten und Mitarbeitern im psychiatrischen Feld keine einseitige Sache eines Schreis nach Ressourcen von Seiten der professionellen Helfer sein wird. Schließlich muß es noch viel mehr Sache der Betroffen sein, ihre Forderungen zu artikulieren.

Wir werden ihnen dabei allerdings unsere Stimme und unsere Geschicklichkeit leihen müssen – denn psychisch Kranke haben zB zum Unterschied von geistig Behinderten kaum eine wirkliche Lobby; ein Weg zu dieser könnte die Angehörigenarbeit im Rahmen des, durch eine wirkliche Kontinuität der Betreuung geprägten „Gugginger Modells" sein!

Teamkontinuität und Zusammenarbeit

J. Bittner

Die Durchführung der Psychiatriereform, die Öffnung der Psychiatrie ist ohne multiprofessionelle Zusammenarbeit undenkbar. Behandlung statt Verwahrung bedeutet in der Praxis auch die weitgehende Erschütterung der traditionellen Blöcke der Ärzte und des Pflegepersonals. Eine dritte Gruppe (sogenannte „Paramediziner") drängt sich in die Kluft zwischen Ärzten und Pflegepersonal, aktiviert Beziehungsmöglichkeiten und installiert dort schließlich den Patienten mit seinen Symptomen und seinen Beziehungsmöglichkeiten. Ziel der Reform ist es, alle am therapeutischen Prozeß Beteiligten ansprechbar zu machen für die Angelegenheiten der Patienten.

Natürlich gab es auch vor der Teamarbeit funktionierendes Sprechen mit den Patienten, aber es war im Prinzip anders organisiert. Die Ärzte machten die Explorationen, setzten die Therapien fest, die Schwestern kümmerten sich um den Patienten, in erster Linie um die Pflege. Wenn eine Schwester eine Beobachtung machte, die sie dem Arzt mitteilen wollte, so sagte sie das zunächst der Stationsschwester, die der Oberschwester und die wiederum dem Arzt und so weiter bis zum Abteilungsleiter.

In dieser strengen hierarchischen Struktur blieben viele Kommunikationsmöglichkeiten und Beziehungsmöglichkeiten ungenutzt. Um die Berufsgruppen für die Anliegen der Patienten ansprechbar zu machen, mußten diese selbst anfangen, miteinander zu sprechen (und nicht nur Befehle austeilen und empfangen).

Das Modell der Teamarbeit enthält eine revolutionäre Idee: Sie besagt, daß die Behandlung nicht mehr ausschließlich oder in erster Linie in der traditionellen Zweier-Beziehung zwischen Arzt und Patienten stattfindet, sondern daß das therapeutische agens im Zusammentreffen und in der Interaktion der beiden Gruppen stattfindet, der Gruppe der Patienten und der Gruppe der Behandler (die Interaktionen innerhalb der Gruppen natürlich miteingeschlossen).

Um dieses komplexe Geschehen sichtbar und therapeutisch fruchtbar zu machen, müssen in verschiedenen fest verankerten „Programmen" (wie Stationsversammlungen, Fallbesprechungen etc.), die Teilnehmer dieser Prozesse zueinander kommen.

Nach einigen Jahren Teamarbeit entsteht folgende Metapher:

Die Gruppe der Behandler versteht sich als Musikinstrument z.B. als Klavier (die einzelnen Mitarbeiter sind den Tasten vergleichbar), auf dem der Patient seine verlorengegangene Lebensmelodie wiederfindet. Die psychiatrische Kunst bestünde in nichts anderem, als diese Töne vernehmbar werden zu lassen.

Mit dieser Klavierspielmetapher ist das Problem der Realisierung dieses anspruchsvollen Modells bereits angedeutet: Wer läßt schon gerne auf sich herumspielen? Wir ahnen zwar, daß das Symptom mit seinem Patienten spielt – aber daß die Patienten auf uns herumspielen – wer will das schon? Im herkömmlichen Selbstverständnis dirigiert der Abteilungsvorstand den Chor der Patienten und das Personal darf mitspielen (der Oberpfleger spielt die erste Geige – manchmal dirigiert aber auch dieser, und der Primarius spielt die erste Geige, das läßt sich umdrehen und ist im Prinzip auch nicht so wichtig, Hauptsache bleibt die Vorstellung, daß die Behandler das Geschehen fest im Griff haben und nicht die Patienten – doch das widerspricht der klinischen Realität, denn dort hat das Symptom immer schon die Musik gemacht).

Also: eine funktionierende Teambehandlung würde sich den Gesetzen der Kastration unterwerfen, besser gesagt, sie auf sich nehmen, es wäre genau die therapeutische Haltung, die dem Patienten eine Chance geben könnte, an seinem Umgehen mit der Kastration etwas zu verändern.

Lassen Sie mich versuchen, das ganze noch einmal auf einer anderen, vielleicht bewußtseinsnäheren Ebene zu beschreiben: bei psychiatrischen Erkrankungen spielen Ängste eine große Rolle, diese Ängste wiederum zu binden – und wenn wir der Chemotherapie noch so viel verdanken, die Bindung von Ängsten läßt sich einmal nur auf zwischenmenschlicher Ebene situieren – diese Ängste wieder zu binden, könnte Aufgabe der psychiatrischen Institution sein.

Damit ein Team in der Lage ist Ängste zu binden, müssen die Mitglieder des Teams selbst in der Lage sein, Ängste zu erfahren und diesen standzuhalten. Das wiederum ist nur möglich, wenn es ein Mindestmaß an gegenseitigem Vertrauen und an gegenseitiger Anerkennung gibt. Ein Großteil dieses Vertrauens muß in einer gemeinsamen Praxis, das heißt gemeinsam am Patienten immer wieder „erarbeitet" werden bzw. wenn dieser Prozeß gelingt, dann sollten Teile dieses Geschehens auch kritisierbar sein. Das würde die Konfliktfähigkeit des Teams ausmachen.

Wie schwierig so ein Gruppenfindungsprozeß sein kann, läßt sich daran zeigen, daß es auf unserer Station (Aufnahme Süd) mehr als 2 Jahre gedauert hat, bis die Mitglieder des Teams ihren Mittagscafe in einem gemeinsamen Raum zu sich nahmen. Bis dahin saßen in einem Zimmer die Schwestern und Pfleger im traditionellen Tourendienst (24 Stunden Dienst, 24 frei) und im danebenliegenden Raum waren die anderen, Tagesbetreuer, zum Teil auch Schwestern und Pfleger, die täglich 8 Stunden arbeiteteten, dann noch Psychologen, Musiktherapeuten und Ärzte. Herüben wie drüben gab es manchmal Mangel an Vorräten (wie Zucker, Milch etc.), und dann traf man sich unvermeidlich in der kleinen gemeinsamen Teeküche, die sich neben diesen beiden Räumen befand und um den Zucker nicht von einem Raum zum anderen tragen zu müssen, entstand die Idee einer Durchreiche und dann dauerte es nicht mehr lange, bis der Cafe in einem Raum getrunken wurde.

Ich glaube, es ist nicht zufällig, daß dieser Prozeß annähernd 2 Jahre währte, erinnert er doch an das zeitliche Maß, in dem ein Kind sprechen lernt bzw. von der Sprache erfaßt wird. Damit ein Team konfliktfähig wird, müssen die Teammitglieder miteinander sprechen können, und dafür braucht es Zeit und jene gemeinsame Praxis mit dem Patienten, damit gegenseitiges Vertrauen und Anerkennung wachsen kann.

Somit kommen wir zur Kontinuität. Sie ist zumindest auf zwei Ebenen wirksam: zum einen in der bereits erwähnten kontinuierlichen Zusammenarbeit am gemeinsamen Patienten und zum anderen im Behandlungsangebot an den Patienten: der Patient erfährt, daß er im Falle einer neuerlichen Behandlung nicht an irgendjemand gerät, sondern an das Team, das er bereits kennengelernt hat. Unter der Voraussetzung, daß die Behandlung einigermaßen funktioniert hat, schafft dieses Wissen Sicherheit, Vertrauen und motiviert die Patienten oft, mit einer notwendigen Behandlung bereits früher zu beginnen, was den Behandlungserfolg natürlich steigert.

Das Scheitern von Teamarbeit kann viele Gründe haben. Da ist zum einen die Austauschbarkeit von Mitarbeitern. Nicht umsonst gibt es in einer Institution mit Versorgungsauftrag den Sprachgebrauch von soundsoviel Betten und Personal. Die Bewegung der Mitarbeiter wird bestimmt durch Versetzung im Pflegepersonal, durch die Ausbildungsrituale der Ärzte und nicht zuletzt durch Karriere-bedingte Prozesse.

Empirisch gesprochen waren nach 10 Jahren auf der Aufnahmestation Süd alle (!) Teams anders zusammengesetzt, von der „alten" Crew blieb lediglich der Musiktherapeut, der Psychologe (dann in anderer Funktion) und eine Schwester (inzwischen zur Oberschwester geworden).

Die Karriere im Krankenhaus zeigt neben der üblichen Ellenbogen-Dynamik patientenfeindliche Aspekte. Generell könnte man sagen: je weiter oben, desto entfernter vom Patienten, desto mehr Schreibtisch, desto mehr Organisation. Das ließe sich gut mit dem Burnout-Syndrom vereinbaren, bedarf aber noch anderer Erklärungen. Die Institution hat ein merkwürdiges Verhältnis zur inhaltlichen Anerkennung. Wenn einer seine Sache gut macht, dann wird das von der Institution nicht bemerkt und schon gar nicht belohnt – höchstens gibt es eine „formelle" Belohnung, indem eben jemand in der Karriere ein Stück nach oben rückt (was eventuell einen anderen Aufgabenbereich ergibt, der den Fähigkeiten des Beförderten zum Teil nicht entspricht – ein guter Kellner ist nicht gleich ein guter Manager).

Was die Situation aber besonders prekär macht ist, daß die Leute, die ihre Sache schlecht machen, höchstens versetzt werden. Diese besonders eindrückliche Form von negativer Verstärkung fördert die Bereitschaft zur Resignation und verkehrt die Potenz der Institution (gemeinsam Angst zu binden) in ihr Gegenteil: destruktive Selbstkastration und das bedeutet: gewaltige Angst erzeugen, die nur durch noch mehr Gewalt beherrschbar erscheint.

Das Schwierige an dieser Situation läßt sich jedoch weder durch rigide bürokratische Strukturen erklären, noch durch pathogene Charakterstrukturen der Bediensteten, sondern ist mit dem Wesen von Krankheit und Therapie verknüpft: wenn ein Team seine Sache gut macht, d.h. wenn es dem Patienten besser geht, eventuell so gut, daß er lange Zeit kein stationäres Angebot beanspruchen muß, so entgleitet der Patient der Institution (er wird Klientel des PSD – wichtiger Punkt der Kontinuität der Betreuung), das Team in der Institution hat sich angestrengt und wird nun – etwas überzeichnet ausgedrückt – „überflüssig" (der Patient kann sich von den Ersatzfiguren trennen), und jetzt gibt es in der Institution keine „Einrichtung" die sagt: „Ihr habt Eure Sache gut gemacht – sie kriegen dafür einen Urlaubstag". Es gibt eine informelle Anerkennung und Bestätigung untereinander – aber sie bringt keine sichtbaren Konsequenzen mit sich.

Es fehlt der gesunde Bezugspunkt außerhalb des Systems, der in einer Realität, jenseits der Institution verankert ist.

Der gesünder werdende Patient kann die therapeutische Szene ja nur dann verlassen, wenn Teile der Realität für ihn verlockend geworden sind (und nicht mehr so beängstigend erscheinen).

Das Verlockende für die Teammitglieder wäre im Falle eines therapeutischen Erfolges ein „sich überflüssig machen" – was bedeutet das?

Bindungen in der Institution entstehen dann, wenn der therapeutische Erfolg ausbleibt. Sie werden bei voranschreitender Chronifizierung zur Betreuung – doch gerade die Erfahrungen aus dem Bereich mit Langzeitpatienten zeigen, wie wichtig es ist, diese Menschen gemäß ihrer Störung zu begleiten. Doch wie werden die Mitarbeiter im Langzeitbereich belohnt? Auf einer Geriatrie? Wer belohnt eine menschliche Sterbebegleitung?

Die Herausforderung für die Psychiatrie als Institution für die kommenden Jahre könnte darin bestehen, den Mangel ertragen zu lernen, natürlich nicht indem man sich zurücklehnt und passiv das Unerträgliche auf sich nimmt („ich kann eh nichts tun". . .), sondern im Gegenteil: indem man das Unmögliche versucht und das Scheitern als notwendigen und konstruktiven Bestandteil therapeutischen Handels kultiviert.

Training und Anpassung an die Realität der Arbeitswelt gehören ganz selbstverständlich zum Konzept einer modernen Psychiatrie (Ergotherapie für Patienten) – ebenso zum Konzept gehören sollte (diesmal für das Personal) das Standhalten können der Fragwürdigkeit.

Man könnte Krankheit als einen möglichen Versuch einer Antwort auf die Fragen des Lebens charakterisieren. Und umgekehrt: Krankheit (die

Symptome) sind Antworten auf Fragen, die nicht mehr erkennbar, spürbar sind. Krankheit ist wie ein ausgefülltes Kreuzworträtsel, dessen Fragen nirgend mehr sichtbar sind. Krankheit verweist auf etwas, was nicht mehr ist, was entschwunden ist, was wiederkommen könnte, Krankheit verweist somit auf Wissen und Nichtwissen.

Und gerade das ist der emotional schwer verträgliche Punkt (und dieses Geschehen ist bildungsunabhängig, denn es gibt genügend unwissende Akademiker und ebenso viel wissende „Ungebildete"). Wir abendländischen Menschen sind gewohnt positiv zu denken, und wenn etwas nicht gelöst ist, dann wird es sicher bald einmal gelöst werden. Weite Gebiete des wissenschaftlichen Denkens und somit auch der Medizin sind dieser Sichtweise zugeordnet. Sie ist dem Wesen von Krankheit und Gesundheit unangemessen.

Der Mensch erkrankt, weil er seine eigene Fragwürdigkeit nicht mehr erträgt. Und die Bediensteten in der Psychiatrie sollen versuchen, dieses Geschehen zu verstehen und zu begleiten.

Wir haben in Gugging vor mehr als 10 Jahren in der Krankenpflegeausbildung einen Kurs eingerichtet, in dem die Schüler und Schülerinnen die Möglichkeit haben, über alles zu sprechen, was sie in der Schule, auf den Stationen und in der Begegnung mit den Patienten erleben. Diese Einrichtung (unseres Wissens die einzige im deutschsprachigen Raum) erstreckt sich über die gesamte Ausbildung und findet einmal (eine Doppelstunde) in der Woche statt. Sie versteht sich als „praxisorientierte Selbsterfahrung" oder als „Einführung in die Supervision" – wie auch immer, es kommt regelmäßig zu dem Punkt, wo die Teilnehmer vom Gruppenleiter wissen wollen, wie „man" es macht, was richtig oder falsch ist. Wenn es nun gelingt, daß es neben aller positiver Praxis auch Bereiche gibt, in denen Wissen nicht nur fehlt, sondern das Nicht-wissen-können ein wesentlicher Bestandteil der Interaktion zwischen Patienten und Betreuern ist, wenn es gelingt, diese Bereiche erlebbar zu machen, so eröffnen wir dem Patienten ein Behandlungsangebot, das seinem Zustand entspricht.

Somit könnte aus einer fragwürdigen Institution (Psychiatrie) eine Institution der Fragwürdigkeit werden. Dies in die klinische Praxis umzusetzen, ist eine große Kunst – ich würde meinen, ein Stück davon ist durch Teamarbeit und den Versuch einer kontinuierlichen Betreuung in Gugging gelungen.

Wir werden diese Haltung weiterhin kultivieren müssen, uns selbst gegenüber (mit all den hohen Anforderungen), den Patienten gegenüber und den Geldgebern gegenüber, die natürlich von all dem nichts wissen wollen. Diese wollen Diagnosen, effiziente Therapien und überhaupt gesunde Menschen. Das ist verständlich und ihr gutes Recht – unsere Pflicht hingegen ist es, die Spannung zwischen Gesundheit und Krankheit offenzuhalten.

P.S.: Manchmal führe ich Schulklassen durchs Haus und manchmal fragen sie mich, ob man nicht nach jahrelanger Tätigkeit in der Psychiatrie selbst so wird wie die Patienten, ob man von denen nicht „aunziagt" (anzieht – affiziert wird). Früher war ich über diese Frage verärgert und gereizt, dann verunsichert (bin ich wirklich schon ein wenig komisch oder schrullig geworden?), jetzt sage ich drauf: Ein wenig ja – und dann erläutere ich den Erstaunten meine Erfahrungen und Argumente, so wie hier.

Kontrolle oder Vernachlässigung?

R. Gross

Die Psychiatrie stellt den Übergangsbereich zwischen zwei großen gesellschaftlichen Regulationssystemen dar: dem Polizei/Justizsystem und dem medizinischen System. Beide Systeme sind befaßt mit der Regulierung, Verwaltung, Kontrolle und Beseitigung von Abweichungen. Das Polizei/Justizsystem kümmert sich um die Abweichung von sozialen Normen, das medizinische System um die Abweichung vom Ideal körperlicher und geistiger Gesundheit. Daher greift das eine System bei Destruktivität nach Außen, das andere (medizinische) bei nach Innen gerichteter Destruktivität (Krankheit) ein. Gemeinsamkeit beider System: Normorientierung.

Die Psychiatrie enthält Elemente beider Systeme: sie kümmert sich um Abweichung von Sozialnormen und Gesundheitsidealen, sie wird sowohl mit – als auch gegen den Willen Betroffener tätig, sie versucht das Leiden der Umgebung an einem Menschen wie auch sein Leiden an sich selbst zu beheben. Daher ihre Tätigkeit im Spannungsfeld von Ordnungsfunktion und therapeutischer Funktion.

Als sozialpsychiatrisch Tätige sollten wir (zumindest im Idealfall) vor jeder Intervention bezüglich eines Patienten (z.B. Entscheidung über Medikation, Aufnahme bzw. Entlassung etc.) die Problematik auf zumindest 4 Ebenen betrachten:

1. medizinisch/biologische Ebene,
2. psychodynamisch/psychotherapeutische Ebene,
3. systemische bzw. „gemeindepsychiatrische" Ebene,
4. juristische Ebene.

Zieht man bei der Entscheidungsfindung nur eine dieser Ebenen heran bzw. vernachlässigt man die anderen Ebenen, erleichtert und beschleunigt dies zwar die Intervention, verleugnet aber die Komplexizität des Problems.

Schon in der Bezeichnung bzw. Bewertung einer Intervention als z.B. „fürsorglich-schützend" oder aber derselben Handlung als „kontrollierend-einschränkend" spiegelt sich auch die persönliche Einstellung und Werteskala des psychiatrisch Tätigen.

All dies geschieht noch in einem Geflecht von Einflüssen und gegenseitigen Abhängigkeiten (Patienten, Angehörige, psychiatrisch Tätige mit unterschiedlicher beruflicher Ausbildung, Patientenanwälte und Richter etc. etc.).

Betrachten wir nun im einzelnen die Auswirkungen unseres Handelns auf den oben skizzierten vier verschiedenen Ebenen. Jede einzelne der vier Ebenen entfaltet ihre „Eigendynamik" im Spannungsfeld von Nähe und Distanz, Kontinuität versus Diskontinuität und somit auch Kontrolle gegenüber Vernachlässigung.

Zur ersten Ebene: Der „klassische" medizinisch-biologische Zugang eines Psychiaters zu seinen Patienten schafft durch die (reale bzw. nur subjektiv empfundene) Objektivität eine relativ große Distanz: sowohl Psychiater als auch Patient haben in diesem „Rollenspiel" klar umrissene Positionen. Ein psychiatrisches Aufnahmegespräch zum Beispiel entspricht in diesem Symstem der somatisch-medizinischen Untersuchung. Als Resultat ergibt sich eine Diagnose, aus dieser wiederum die Notwendigkeit einer (vorwiegend medikamentösen) Therapie.

Sowohl dem Psychiater als auch seinen Patienten wird in diesem Zusammenhang selten bewußt, daß hier eine sehr konsequente Junktimierung erfolgt: die Gewährung von sozialer Unterstützung (zum Beispiel Spitalsaufnahme) ist gebunden an die Ausübung sozialer Kontrolle (zum Beispiel durch Diagnostizierung, Beschränkung). Oft wird diese Notwendigkeit des Diagnostizierens als reine Formalität empfunden. Wenn zum Beispiel ein unterstandsloser und betrunkener „Sandler" auf die Psychiatrische Abteilung kommt, weil er ein Nachtlager sucht, wird selbstverständlich (wenn seiner Bitte entsprochen wird) eine Diagnose im Aufnahmeblatt vermerkt, obwohl alle Beteiligten wissen, daß das „Symptom" in diesem Fall vorwiegend die Obdachlosigkeit bzw. die draußen herrschende Kälte ist . . .

Vom Anspruch her sollte zum Beispiel bei wiederholten Aufnahmen durch eine sorgfältig erstellte jeweilige Exploration und Diagnostik auch noch viele Aufnahmen danach ein Fundus an „objektiven" Berichten über den Patienten vorliegen, der dem jeweils neuen Arzt die Einschätzung des Patienten erleichtert. Natürlich führt eine solche „Kontinuität der Diagnose" auch oft zum unreflektierten Fortsetzen einer anfangs eingeschlagenen diagnostischen und auch therapeutischen „Marschlinie", obwohl sich die Situation des Patienten inzwischen entscheidend verändert haben kann.

Vor allem in den „Außenkontakten" der Psychiatrie bezüglich ihrer Patienten ist der medizinische Diskurs immer noch der vorherrschende (zum Beispiel Arztbriefe, Begründung von Pensionsansuchen, Begründung von Krankschreibungen etc.). Die Gefahr besteht nicht sosehr in der Anwendung dieses medizinischen Paradigmas auf den Umgang mit dem Patienten, sondern in dem oft unbewußt bleibenden Kontrollaspekt. Speziell wenn in einer Institution dieser sehr distanzierte Zugang zum Menschen und seinen Leiden der einzige oder allein vorherrschende bleibt, wird kaum ein therapeutisches Klima möglich sein. Vorherrschend wäre dann eine kühle Atmosphäre von Verwaltung bzw. Dokumentation des Leidens.

Zweite Ebene: Psychodynamisch-psychotherapeutischer Zugang. Viele Beteiligte im psychosozialen Feld (Patienten, Angehörige, aber auch viele psychiatrisch Tätige) neigen zum unreflektierten Idealisieren jeglicher Art von „Psychotherapie": In deutlicher positiver Abgrenzung zur kalten und tendenziell gefährlichen (psychopharmakologisch orientierten) Schulpsychiatrie wäre hier der Ort von Wärme, Einfühlung und Verständnis.

Vorerst der Versuch einer zumindest groben Begriffsklärung: für das Klima sowohl einer psychiatrischen Krankenhausstation als auch eines Psychosozialen Dienstes ist sicher entscheidend eine „psychoanalytische Grundhaltung" in dem Sinn, daß das Verhalten eines Patienten primär als Resultat vielfältiger und komplexer „Kompromißbildungen" zwischen Triebwünschen, Abwehrmechanismen und sozialen Gegebenheiten aufgefaßt wird. Dementsprechend sollte der Wunsch nach Verständnis des Verhaltens dem Wunsch nach Intervention und Änderung des Verhaltens vorausgehen. Psychodynamische Überlegungen (unter Miteinbeziehung der Übertragungs-/Gegenübertragungskonstellation) entheben den Psychiater nicht der Notwendigkeit zur Entscheidung zum Beispiel bezüglich Aufnahme oder medikamentöser Intervention. Auch müssen wir uns bewußt machen, daß wir bei einer „einschränkenden" Entscheidung bezüglich eines Patienten (zum Beispiel zwangsweise Aufnahme) aus einer eventuell vorher bestehenden „kontinuierlichen" psychotherapeutischen Beziehung heraustreten und ordnungspolitische bzw. „quasi-elterliche" Funktionen wahrnehmen. Sowohl von Seiten des Patienten als auch von Seiten des Therapeuten bedarf es hier einer großen Anstrengung, um die Spaltung in „gute Psychotherapeuten" und „böse Ordnungspsychiater" zu vermeiden. Falls es einem Patienten aber gelingt, den langjährig betreuenden Arzt sowohl als „guten Therapeuten" wie auch als „bösen Agenten der Ordnungsmacht" zu erleben und dadurch affektiv zu begreifen, daß es sich um ein und dieselbe Person handelt, dann ist ein wahrlich therapeutischer Fortschritt erreicht worden. In langjährigen Beziehungen zu Patienten gelingt es oft erst allmählich, im raschen Wechsel und der Diskontinuität der Symptomatik trotzdem ein kontinuierliches gegenseitiges „Minimalvertrauen" aufzubauen. Dazu ist es erforderlich, nicht ständig zwischen gewährend und „streng" der jeweiligen Symptomatik des Patienten nachzuhecheln, sondern eine affektive mittlere Distanz durchzuhalten.

Dritte Ebene: Gemeindepsychiatrische Ebene (inklusive Bearbeitung der Familiendynamik, Anwendung systemischer Betrachtungsweise). Soziologisch und auch systemisch gesehen ist ein potentieller Patient jemand, der in seinem sozialen Umfeld durch psychisch auffallendes Verhalten stört. Es handelt sich also nicht nur um ein medizinisches Problem, sondern auch um ein soziales, auch wenn der „Störer" als krank bezeichnet wird. Durch die Medizinalisierung bzw. Psychiatrierung wird das soziale

Problem aber individualisiert. „Es hört an der Hautgrenze auf" (Simon 1993). Wenn aber aus einem gestörten sozialen System das am meisten störende Individuum herausgenommen wird (zum Beispiel durch Einlieferung ins PKH), so ist auch klar, wer und was sich hier zu ändern hat. Durch diese Dekontextualisierung eines primär sozialen Problems minimiert man die Möglichkeit der Einflußnahme und der Veränderung.

Für einen ausschließlich im Psychiatrischen Krankenhaus tätigen Psychiater mag dies als graue Theorie erscheinen. Durch die im „Modell Gugging" festgeschriebene personelle Kontinuität von stationärer und ambulanter Betreuung eines Patienten sind wir jedoch gezwungen, den Patienten sowohl in seinem individuellen Leiden als auch in seiner Position im sozialen System und Familiensystem wahrzunehmen. Allein durch die Entscheidung der psychosozialen Equipe als „zuständig" bzw. „nichtzuständig" wird eine erste entscheidende Intervention für ein Familiensystem gesetzt.

In der kontinuierlichen Arbeit mit dem Patienten und seiner Familie muß der Betreuer versuchen, seine eigene Position in einem umschriebenen Dreieck zu finden: er bewegt sich zwischen den drei Eckpunkten der Gewährung sozialer Unterstützung, des Ausübens sozialer Kontrolle und drittens des therapeutischen Anspruchs auf Veränderung. Das Ziel besteht darin, als Therapeut möglichst lange zu „überleben", das heißt sich nicht vorschnell auf einen der drei Eckpunkte des Dreiecks bzw. auf die Unterstützung einer der beteiligten Parteien festlegen zu lassen.

Komplizierend kommt hinzu, daß die Strukturen der psychiatrischen Institutionen weitgehend denen der Herkunftsfamilien ihrer Patienten entsprechen (Hoffmann 1994): die herkömmliche starre Struktur der „normalen Familie" wird in der klassischen kustodialen Psychiatrie gespiegelt. Andererseits funktionieren in der moderneren ambulanten Versorgung die Beziehungsmuster nach dem eher anarchischen Muster, in dem es keine Regeln gibt außer der Grundregel: „Wir werden niemals auseinandergehen . . ." Für viele unserer Patienten, die aus dem Kontext ihrer realen Familie längst herausgefallen sind, übernehmen die psychosozial Tätigen im PSD weitgehend die Rollen von „notdürftigen Beziehungspartnern". In den Klagen vieler Patienten über ihre Isolation und oft auch Abhängigkeit von den Sozialen Diensten klingt eine Melodie an, die man aus den Klagen von langjährig in Liebe/Haßbeziehungen verklammerten Partnern kennt: die Beziehung bietet „zuwenig zum Leben und zum Sterben zuviel". Obwohl es eigentlich das ultimative Ziel jeder psychosozialen Betreuung sein sollte, eben diese Betreuung überflüssig zu machen (mithin den Patienten wieder autonom zu machen), wäre die konsequente Verfolgung dieses Ziels bei sozial stark depravierten Patienten eher zynisch als therapeutisch.

Vierte Ebene: die juristische Ebene. Viele Jahre lang haben die österreichischen Psychiater (in trauter „Tateinheit" mit den damals tätigen Richtern) die Freiheitseinschränkung psychiatrischer Patienten sowie auch ihre Zwangsbehandlung als einen fast selbstverständlichen „Sachzwang" aufgefaßt. Diese Ausnützung des „besonderen Gewaltverhältnisses" zwischen den Psychiatern und ihren Patienten wurde massiv und begründet kritisiert. Unter den konsequentesten Kritikern sind viele jener Psychiater, die heute in der zumindest mittleren Entscheidungsebene über zwangsweise Aufnahmen oder Behandlungen selbst zu entscheiden haben. Sehr spät, dafür aber sehr massiv wurde die außerpsychiatrische bzw. antipsychiatrische Kritik an den Zwangsmaßnahmen der Psychiatrie in Gesetzform gegossen: seit 1.1.1991 darf ein Patient nur mehr dann zwangsweise angehalten bzw. behandelt werden, wenn er (sie) erstens psychisch krank, zweitens auf Grund dieser Erkrankung massiv selbst- oder fremdgefährlich und drittens „subsidiär" (d.h. außerhalb der geschlossenen Abteilung) nicht behandelbar ist. Als psychiatrieunabhängige Kontrollinstanz wurde vom Gesetzgeber der Berufsstand des „Patientenanwalts" geschaffen. Spätestens vier Tage nach erfolgter Aufnahme gegen den Willen des Patienten findet die „Erstanhörung" in Gegenwart von Patient, Patientenanwalt, Richter und Abteilungsleiter statt. Dadurch soll ein weiterer „schlampiger" bzw. augenzwinkernder Umgang mit Freiheitseinschränkungen des Patienten vermieden werden. Massive Kritik am Unterbringungsgesetz und an seiner praktischen Durchführung wurde von verschiedenen Seiten (Psychiater, Angehörigengruppen, aber auch Patientenanwälten) aus den verschiedensten Motivationen heraus geübt. Für unser Thema des Umgangs mit Kontinuität gegenüber Diskontinuität bzw. Kontrolle bzw. Vernachlässigung des Patienten hier nur einige Anmerkungen: Prinzipiell kann nicht oft genug betont werden, daß jenseits aller berechtigten Kritik das Unterbringungsgesetz mit einer „schlechten Kontinuität" der psychiatrisch Tätigen, nämlich dem nachlässigen Umgang bezüglich Freiheitseinschränkungen Schluß gemacht hat. Wieweit die Psychiatrie auch ohne legislativen Druck an der Bewußtmachung ihrer (auch) Zwangsfunktion gearbeitet hätte, mag dahingestellt bleiben.

Seit Anfang 1991 jedoch besteht eher die gegenteilige Gefahr: auch und gerade mit Hinweis auf die strengen gesetzlichen Maßnahmen ist es einer Psychiatrie nun jederzeit möglich, in einer formal streng gesetzeskonformen, inhaltlich aber sehr zynischen Weise sich einen beträchtlichen Teil ihrer „Problempatienten" vom Hals zu halten mit Hinweis auf die Unmöglichkeit der Aufnahme aufgrund der UGB-Bestimmungen! Der Gefahr der übergroßen Kontrolle vor 1991 steht nunmehr die Gefahr der mehr oder weniger bewußten oder absichtlichen Vernachlässigung großer Patientengruppen gegenüber. Umgekehrt kommen gerade seriöse und (durch bereits längere Berufsausübung) zunehmend informierte Patientenanwälte in das vorgezeichnete Dilemma ihrer Berufsposition: bei vielen Patienten befürworten die Psychiater die weitere (notfalls zwangsweise) Behandlung, deren Notwendigkeit die Patientenanwälte zwar aus sozialen oder therapeutischen Gründen durchaus einsehen, deren Genehmigung sie jedoch aufgrund der mangelnden Selbst- oder Fremdgefährlichkeit des Patienten bekämpfen müssen.

Je mehr die Realität einer psychiatrischen Versorgung vom klassischen Modell der rein pharmakologischen kustodialen Psychiatrie abweicht, desto mehr verschwimmen auch die klaren Polaritäten von „böser Psychiatrie" gegenüber der guten „ambulanten Psychotherapie". Das UBG konnte natürlich das Konfliktdreieck zwischen sozialer Kontrolle/Gewährung sozialer Hilfe und psychosozialem Therapieanspruch nicht auflösen. Es hat jedoch sicher den Schwerpunkt dieses Dreiecks verschoben.

Am Beispiel des Psychosozialen Dienstes Neunkirchen: Elf Jahre Kontinuität der psychosozialen Betreuung

„Ich bin in die Genügsamkeit gefallen" (Fallbeispiel Herr L.)

Herr L. und ich kennen einander nunmehr seit elf Jahren. Meine Beziehung zu diesem Patienten bzw. seine Beziehung zum Psychosozialen Dienst Neunkirchen, zum PKH und zu mir können als paradigmatisch für Chancen und Grenzen der therapeutischen Bemühungen bei chronisch schizophrenen Patienten gelten.

Herr L. war einer meiner ersten Patienten bei meinem Anfang in Gugging 1983. Damals war er zum erstenmal in stationärer Behandlung mit einer sichtlich schon länger bestehenden schweren schizophrenen Psychose. Durch intensive Bemühungen war eine Entlassung möglich, jedoch beendete der Patient nach wenigen Monaten sowohl die Besuche im PSD als auch die Medikation. Wenige Monate danach kam es zu einer neuerlichen dramatischen Einweisung mit Gendarmeriebegleitung. Dieser Phasenablauf wiederholte sich in den nächsten fünf Jahren ein bis zweimal jährlich: relativ rasche deutliche Verschlechterung nach Absetzen der Neuroleptika, besorgte bis verzweifelte Anrufe des Vaters im PSD, schließlich Einweisung unter dramatischen Umständen, meist nach Aggressionen gegen den Vater, relativ rasche Besserung im PKH nach medikamentöser Neueinstellung, wegen Verweigerung einer Depot-Medikation Wiedereinstellung auf orale neuroleptische Therapie, nach wenigen Monaten zusehens paranoide Verarbeitung der Medikation und schließlich Abbruch der Beziehungen zum PSD seitens Patient, nachdem er Arzt und Sozialarbeiter beschimpfte.

Seit nunmehr fünf Jahren ist der Patient jetzt auf ein (sehr niedrig dosiertes) Depot-Neuroleptikum eingestellt. Er besucht den PSD Neunkirchen ebenfalls seit fünf Jahren fast durchgehend wöchentlich. Er bezieht inzwischen eine Invaliditätspension, hat seine früheren fruchtlosen (meist nach wenigen Wochen gescheiterten) Arbeitsversuche als Ingenieur im angestammten Beruf aufgegeben. Ein bis zweimal jährlich kommt es zu psychotischen Krisen, zunehmend paranoid-anklagendem Verhalten des Patienten, jedoch hält er jetzt den Kontakt zum PSD durchwegs aufrecht.

Die Gespräche mit dem Patienten sind für mich fast immer belastend bis quälend. Warum? Seit Jahren geht es um dieselben meist banalen Inhalte seines Alltagslebens: eine chronisch oberflächliche Beziehung zu einer psychisch ebenfalls deutlich behinderten Frau, die vom gegenseitigen vorsichtigen Mißtrauen getragene Beziehung zum Vater, die immer wiederkehrende Frage, ob eigentlich nun die Krankheit oder vielmehr die Medikamente schuld an seiner eingeschränkten Lebensqualität seien.

Allerdings hat der Patient über die Jahre hinweg zumindest teilweise eine „depressive Position" im Sinne von Melanie Klein erreicht: er strahlt viel Traurigkeit und Resignation über sein (wie er es nennt) „behindertes Leben" aus. Er trauert auch den psychotischen Höhenflügen der früheren Jahre nach: da hätte er sich wenigstens noch lebendig gefühlt, auch wenn es immer im Spital geendet habe. Dies gipfelte seinerseits in dem Satz: „So bin ich in die Genügsamkeit gefallen." Die dazu konkordante Position seines Vaters (der regelmäßig telefonisch über den Zustand des Patienten berichtete): „Wenn es nicht schlechter wird, müssen wir schon zufrieden sein . . ."

Einmal pro Quartal schreibe ich für den Patienten eine Bestätigung zwecks weiterem Erhalt des Führerscheins, obwohl der Patient seit vielen Jahren kein Fahrzeug mehr besitzt. Er betont jedoch, daß es ihm wichtig sei, wenigstens „theoretisch" noch fahrfähig zu sein. Anläßlich dieser für die Amtsärztin geschriebenen Bestätigungen kontaktierte sie mich telefonisch und gab ihrer Zufriedenheit darüber Ausdruck, daß mit dem Patienten jetzt schon so lang „eine Ruhe sei". (Für die sehr verständnisvolle Amtsärztin war der Patient in seinen früheren „aktiven" Zeiten oft eine große Belastung.)

Mit dem Patienten gemeinsam sind auch der Sozialarbeiter und ich ein bißchen „in die Genügsamkeit gefallen" bezüglich der weiteren Prognose und Einschätzung des Behandlungserfolges. Im wesentlichen teilen wir (wie aus der Praxis ersichtlich) die Einschätzung seines Vaters. (Überhaupt ergibt sich durch langjährige Betreuung derselben Patienten eine zunehmende Nähe zu deren Angehörigen: viel mehr als früher verstehe ich das Leiden der Angehörigen an den dramatischen Zuspitzungen, ihr Bedürfnis nach Ruhe und sozialer Absicherung ihres Angehörigen auch über die eigene Lebenszeit hinaus.) Diese geänderte Einschätzung bezüglich Möglichkeiten und Grenzen der Rehabilitation eines Patienten in der Gemeinde kann man nun je nach Standort (und wahrscheinlich nach „Psychosozialem Dienstalter") als Zuwachs an professioneller Gelassenheit und Kompetenz oder aber als Absinken in die Resignation beschreiben.

Natürlich gibt es auch andere Fallbeispiele mit gegenläufiger Tendenz: so haben wir zum Beispiel 1984 einen chronisch schizophrenen Patienten fast gegen seinen Willen aus dem PKH „hinausrehabilitiert" und ihm einen geschützten Arbeitsplatz verschafft mit damals wenig Hoffnung auf Dauer des Erfolges. Fast zehn Jahre später hat er sich in diesem Milieu bestens eingefunden, der anfangs intensive Kontakt zum Psychosozialen Dienst hat sich nun auf kurze wöchentliche Telefonkontakte reduziert, dies durchaus in unserem Sinne.

Maßgebend für meine „Affekttönung" bei der abendlichen Heimfahrt über fast einhundert Kilometer nach einem langen Nachmittag im Psychosozialen Dienst sind jedoch eben die Patienten, bei denen „so wenig drinnen war". In den letzten Jahren haben wir zunehmend bereitwilliger und früher die Anträge der Patienten auf Invaliditätspension unterstützt, ebenso zugenommen hat die Anzahl der auf ein Depot-Neuroleptikum langfristig eingestellten Patienten. Bei dieser zunehmend gelasseneren „Verwaltung des Status quo" bleibt aber die Frage offen, welche Behinderungen oder Defizite eine größere Lebensqualität der Patienten verhindern: sicher handelt es sich dabei um eine sehr komplexe Interdependenz zwischen den kognitiven und affektiven Einschränkungen der Patienten, den doch bescheidenen personellen und finanziellen Ressourcen des psychosozialen Netzwerks und der Persönlichkeitsstruktur von Sozialarbeiter und Arzt. (Bezeichnenderweise stellte sich für mich die Dringlichkeit der neuerlichen theoretischen Begründung meines psychosozialen Handelns in dem Augenblick, als erstmals regelmäßig ein zweiter Arzt mit mir im PSD Neunkirchen tätig war.)

Theoretische Anmerkungen

Im nunmehr schon zweiten Jahrzehnt unserer psychosozialen Bemühungen im PSD des Landes Niederösterreich wurde bei vielen Diskussionen die Ratlosigkeit angesichts jener Patienten deutlich, die sichtlich auch außerhalb der Landesnervenklinik sozusagen „gemeindenah" Symptome des Hospitalismus zeigen. In milderen Fällen mußten wir akzeptieren, daß die Patienten auf einer der letzten Stationen eines abgestuften Rehabilitationsplanes (mit jeweils zunehmender Autonomieforderung an den Patienten) stehenblieben bzw. steckenblieben.

Für die BRD hat Michael Wolf mit seinem Begriff der „Parahospitalisierung" diesen Zustand präzise beschrieben:

„Chronisch psychotische Patienten bleiben meist dem Lebenszusammenhang der neu entstandenen gemeindepsychiatrischen Subkultur verhaftet. Sie wohnen in betreuten Wohngemeinschaften oder in betreutem Einzelwohnen, sie sind in regelmäßiger ambulanter psychiatrischer, das heißt überwiegend pharmakotherapeutischer Behandlung. Sie arbeiten in geschützten Werkstätten, deren offizielle Funktion der beruflichen Rehabilitation aber angesichts der Arbeitsmarktlage faktisch nicht vorhanden ist. Vom Habitus, Umgangsstil und Interaktionsmustern und Kommunikationsthemen her bleiben sie dieser Subkultur, dem „sozialpsychiatrischen Sektor" verhaftet und finden nur ganz selten einen Ausstieg. Ihre stete Klage ist es, sich im Gespräch mit anderen nur Probleme und Sorgen anhören zu müssen und keine anderen Leute kennen zu lernen, mit denen sie normal umgehen und kommunizieren können. Zugleich sind sie wie ein Spiegel der von ihnen Beklagten: voller Probleme und Sorgen, selbst nicht imstande, sich von der Verhaftung an die eigenen Nöte zu lösen und ihrerseits anderen attraktive Partner, Freunde oder Kollegen zu sein." (Wolf 1992)

Wolf versucht auch, psychoanalytische Überlegungen auf die Arbeit im psychosozialen Raum anzuwenden: er geht davon aus, daß die Vielfalt der Funktionen und verschiedenen Mitarbeiter einer Institution dem inneren Zustand mancher psychotischen Patienten entgegenkomme. Deren Affekte und Objektbeziehungen sind ja widersprüchlich, konfliktreich, die Selbst/Objektgrenzen nicht mehr bzw. noch nicht stabil. (Vergleiche Kernberg 1978). Dementsprechend ist die Anforderung zur Aufrechterhaltung einer Beziehung zu einer „ganzen" Person (zum Beispiel einem Psychotherapeuten) für diese Patienten oft eine Überforderung. Es fällt ihnen deutlich leichter, ihre Beziehungsenergie in Projektion ihrer inneren Desintegriertheit auf mehrere äußere Objekte aufzuspalten, mit denen sie gerade noch erträgliche Anteile ihrer Beziehungswünsche teilen können. Dieses Beziehungsmuster dient zwar der Entlastung der verschiedenen Therapeuten und der Stabilisierung der Patienten, allerdings auf einem relativ frühen Niveau: die zugrundeliegende Bindungsstörung muß sich ja weiter reproduzieren, solang sie nicht therapeutisch bearbeitet werden kann.

Dementsprechend schließe ich mich der These von Wolf an, daß eine „innere" Enthospitalisierung (die den dauernden Ausstieg aus der Abhängigkeit von der gemeindepsychiatrischen Subkultur ermöglicht) nur durch das Durchhalten zumindest einer langfristigen therapeutischen Beziehung möglich ist, die wiederum nicht die gestörte Beziehungsstruktur des Patienten fortsetzen dürfe. Das Modell für diese Art der Beziehung wird aus naheliegenden Gründen nicht die Alltagsbeziehung zu Verwandten oder Freunden sein können, sondern die professionalisierte psychotherapeutische Beziehung.

Einen völlig anderen Zugang zu diesem Problem und auch eine völlig andere Sichtweise von „Beziehung" skizzieren zum Beispiel Mosher und Burti, die die Symptome des Patienten vor allem als Ausdruck von Bedürfnissen (sichtlich bewußten Bedürfnissen) definieren. In einer konsequent skeptischen Haltung gegenüber Psychotherapie und Psychoanalyse interessieren diese Autoren die Mechanismen der Symptombildung wenig:

„Ein Bedürfnis drückt den Mangel an etwas Grundsätzlichem bei der Erfüllung von Lebenszielen aus. Es teilt sich als Leiden mit. Wenn die Patienten sich darüber bewußt sind, was das Leiden auf gute Weise beenden könnte, wandelt sich das Bedürfnis in ein Verlangen, in eine Wunschäußerung. Wir glauben, daß es an sich schon therapeutisch ist, die Bedürfnisse des Patienten zu erfüllen. Das stärkt den Patienten, es etabliert eine Beziehung, es begründet emphatische und bedeutungsvolle Kommunikation und es ermöglicht Veränderung".

Bei aller Bewunderung für die Ergebnisse des Konzeptes von Mosher und Burti, die noch als fast letzte in der Literatur den ungebrochen politischen Anspruch eines Basaglia hochhalten, bleibt für mich eine wichtige Einschränkung: in ihrem Konzept geht es um bewußte Wünsche, dementsprechend immer nur um eine Seite der Medaille. Hingegen hat es sich für mich als Grundregel sowohl in der psychoanalytischen Praxis als auch im Psychosozialen Dienst und im PKH bewährt, mich (soweit möglich) als Anwalt oder Sprachrohr jener Bedürfnisse und Wünsche zu sehen, die dem Patienten selbst nicht oder weniger bewußt sind. Allerdings besteht bei dieser Fokussierung auf die innerpsychischen Konflikte des Patienten die Gefahr der sozialpolitischen „Selbstlähmung" im sozialpolitischen Feld:

Mit zunehmender Erfahrung im psychosozialen Bereich schätzen die Therapeuten oft den „Eigenanteil" des Patienten an seiner Situation immer größer ein. Im Gegenzug geraten die „Außendefizite" des sozialen und sozialpolitischen Umfelds außer Sichtweite. Diese „Veränderung des Fokus" dient primär der Psychohygiene des psychosozial Tätigen bzw. der Stabilisierung seines Selbstwertgefühles: er kann sich diese Haltung als Zuwachs an Reife und Professionalität anrechnen, kann dadurch den begrenzten Erfolg seiner Tätigkeit begründen bzw. legitimieren. Andererseits erspart er sich dadurch die weitere Auseinandersetzung mit einer als übermächtig empfundenen Sozialbürokratie, erspart sich das Erleben der eigenen Ohnmacht bei den ständigen Bittgängen und gebetsmühlenartigen Wiederholung der Forderung nach Ausbau der psychosozialen Versorgung. Natürlich können „hilfreiche Formen der Behandlung nie in dem Ausmaß angeboten werden, wie sie theoretisch wünschbar sind." (Wing 1982).

Dies enthebt uns jedoch nicht der Verpflichtung, eben diesen Ausbau der Behandlungsmöglichkeiten von den politisch Verantwortlichen weiterhin ständig mit möglichst dringenden Begründungen zu fordern. Außer uns wird nämlich diese Forderung niemand erheben, da unsere Patienten weiterhin keine Lobby haben. Dementsprechend erleben wir unsere Ohnmacht in der Bearbeitung sowohl der Widerstände unserer Patienten mit ihren frühen Störungen als auch im Anrennen gegen die Widerstände einer fast ebenso unbeweglichen Sozialbürokratie. Die „richtige" Kontinuität psychosozialer Arbeit kann jedoch nur in beiden Richtungen, nämlich sowohl in der Fortführung der sozialpolitischen Argumentation als auch in der weiteren Bearbeitung der innerpsychischen Widerstände der Patienten liegen.

Abschließend sei als Motto für die sozialpsychiatrische Tätigkeit ein berühmtes und fast schon vergessenes Zitat empfohlen: „Die fast unlösbare Aufgabe besteht darin, weder von der Macht der anderen, noch von der eigenen Ohnmacht sich dumm machen zu lassen." (Adorno 1951)

Literatur

1. Bruns G: Ordnungsmacht Psychiatrie? (Opladen 1993)
2. Marksteiner A, Danzinger R (Hrsg): Gugging – Versuch einer Psychiatriereform (Salzburg 1985)
3. Mentzos S (Hrsg): Psychose und Konflikt (Göttingen 1992)
4. Mosher L, Burti L: Psychiatrie in der Gemeinde (Bonn 1992)
5. Wolf M: Die weiche Mauer. In: Menthos St (Hrsg) Psychose als Konflikt (Göttingen 1993)

Patientenkarrieren, Therapeutenkarrieren, Lebensläufe *

Th. Meißel, W. Grill

I.

Alle 1–2 Wochen besuche (T. M.) ich als Psychiater des Psychosozialen Dienstes ein Heim für chronifizierte psychiatrische Patienten. Bei den regelmäßigen Gesprächen mit den Betreuern hat es sich eingebürgert, daß wir dabei Kaffee trinken. Bei einem der letzten Besuche lud ich die Betreuer auf ein Eis ein und ging welches holen. Vorher suchte ich noch eine fehlende Betreuerin, die irgendwo im Heim war.

Ich fand sie in einem der Aufenthaltsräume, wo sie gerade mit einem Bewohner besprach, welche Blumen sie für einen der Innenhöfe kaufen wollten. Während ich auf die beiden zuging, überlegte ich, ob ich die Betreuerin beiseite nehmen sollte, um sie zu fragen, ob sie auch mit uns Eis essen wollte, entschied mich aber dafür, sie das vor Robert, so will ich den Bewohner hier nennen, zu fragen.

Dieses Zögern und Überlegen hat natürlich eine Reihe von Motiven bedingt. Entscheidend war aber die meine jahrelange sozialpsychiatrische Arbeit begleitende Frage, wieweit ich Patienten an mein eigenes, privates Leben heranlasse, und das beginnt z.B. schon beim Eisessen bzw. der Einladung einer Frau zum Eisessen bzw. wieweit ich mich ins konkrete Leben der Patienten durch aktive Interventionen verschiedener Art hineinbegebe, sei es durch eine Krankenhauseinweisung, durch einen konkreten Rat bei einer lebenswichtigen Entscheidung oder einen Hausbesuch, zu dem ich mich entschließe.

Die Einladung zum Eisessen an die Betreuerin war gleichzeitig eine Mitteilung an Robert, der seit fast 10 Jahren mein Patient ist. Mit meiner Mitteilung an ihn, daß ich die Betreuerin zum Eis einlade, ließ ich ihn ein

---

* Teile dieses Beitrages wurden auf dem 14. Weltkongreß für Soziale Psychiatrie, „Abschied von Babel“, in Hamburg im Juni 1994 vorgetragen.

Stück an meinem Leben teilnehmen, allerdings in Form einer Ausschließung: ich lud ihn *nicht* auch zum Eis ein, wie ich übrigens auch kurz in einem Gefühl des Mitleids für ihn überlegte. Ich entschied mich dagegen, weil ich es nicht wirklich wollte und weil es nicht notwendig war. Übrigens war das Aushalten meiner ihn ausschließenden Mitteilung für Robert schon deswegen kein Problem, weil die Betreuerin sich ihrerseits entschied, auf das Eis zu verzichten und mit Robert Blumen einkaufen ging.

Man wird die Dringlichkeit der hier hervorgehobenen Frage des Teilnehmenlassens der Patienten am eigenen Leben und der Teilnahme am Patientenleben rasch verstehen, wenn man sich vor Augen führt, was es heißt, in einer sozialpsychiatrischen Versorgungsstruktur wie im Gugginger Modell zu arbeiten, in der für die Patienten ein hohes Ausmaß an persönlicher Betreuungskontinuität – vor allem durch die ambulant und stationär arbeitenden Sektorärzte und -sozialarbeiter – gegeben ist. Dies bietet eine Reihe von Vorteilen, hier soll aber der aufgeworfenen Frage des Teilnehmens und Teilnehmenlassens am konkreten Leben in therapeutischen Beziehungen, wie sie ein solches Versorgungsmodell strukturiert, nachgegangen werden.

II.

Entsprechend unserem offiziellen Versorgungsauftrag, aber auch aufgrund unserer therapeutischen und psychiatriepolitischen Vorstellungen behandeln wir vor allem schwer kranke psychiatrische Patienten, deren klinisches Bild und vordergründige Alltagsprobleme großteils von ihrem Agieren dominiert sind. Die Therapeuten werden vor allem durch das agierende Verhalten der Patienten und deren Angehörigen beschäftigt, auf Trab gehalten, andauernd zu aktiven, therapeutisch gedachten Interventionen genötigt, die unter dem Druck der Aktualität schwer von Mit- und Gegenagieren auf Therapeutenseite zu unterscheiden sind.

Agieren von psychotischen Patienten wird hier nicht so wie bei neurotischen als Handeln statt Phantasieren verstanden, sondern tiefgehender, wie etwa Wulff in seiner Arbeit „Psychose als süchtiges Verhalten" [17] andeutet: Er beschreibt die Kompromißlösung im psychotischen Symptom richtig als „Verhalten" von Patienten, die in einer magischen Welt leben, „in der das Wünschen noch geholfen hat", in einer Welt, in der „Sachvorstellungen" nicht ausreichend „durch die Verknüpfung mit den ihr entsprechenden Wortvorstellungen überbesetzt" wurden, wie Freud formulierte [3].

Wir können in der Sozialpsychiatrie wie etwa in unserem Modell schwer unser Arbeitsfeld so übersichtlich personell, räumlich und zeitlich aufgliedern, daß die sichtbare äußere Struktur immer leicht faßliche Klarheiten über die aktuelle psychische Situation bei Patienten und Betreuern ermöglicht. Umso mehr brauchen wir ein klares theoretisches *inneres* Konzept, das uns die Sicherheit gibt, den Raum des Agierens des Patienten, sein Aktionsfeld, mit ihm zusammen so zu gestalten, daß er ein therapeutischer Raum wird [10, 14, 15].

Notwendig ist, daß wir das therapeutische Setting in der Sozialpsychiatrie so gestalten können, daß unsere Patienten Grundfunktionen ihrer frühen Objekte wieder erleben können. Diese übertragen allerdings nicht einfach „neurotisch", sondern konkretistisch, wie Erleben und Denken psychotischer Patienten mehr oder weniger ist. Gerade das Nicht-Mitagieren des Therapeuten wird dem Patienten ermöglichen, die therapeutische Situation als „bewahrende Umwelt" (Winnicott) anzunehmen, darin zwischen Phantasie und Realität unterscheiden zu lernen [9].

In der therapeutischen Situation in der Sozialpsychiatrie werden also Elemente der Mutter-Kind-Beziehung wieder aufgegriffen. Ebenso müssen väterliche Elemente wieder aufgegriffen und Triangulierungen, Erfahrungen mit mütterlichen *und* väterlichen Aspekten, wiedererlebt und neu integriert werden können [11].

Die Beziehungsangebote in der Sozialpsychiatrie werden von den Patienten in einer szenisch wiederbelebten Übertragungssituation wahrgenommen und ihren persönlichen Konfliktmustern entsprechend erlebt und gestaltet. Die Aufteilung der Beziehungen auf mehrere Mitglieder des therapeutischen Teams erleichtert den Patienten das Aushalten und Bearbeiten dieser szenischen Wiederbelebung, da die Belastungen durch die Beziehung auf mehrere Personen augeteilt werden, das szenische Angebot dem Agieren der Patienten entgegenkommt.

Egal wie bewußt vor dem Hintergrund solcher theoretischen Überlegungen durch die Therapeuten der sozialpsychiatrischen Institution ein Übertragungsangebot „inszeniert wird", – es muß bewußt bleiben, daß der therapeutische Erfolg davon abhängt, daß Therapeuten und Betreuer selbst ausreichend befriedigende und persönlichkeitskonstituierende frühe Objektbeziehungen erleben und integrieren, Triangulierungen verinnerlichen konnten.

Dies kommt insbesondere zum Ausdruck im Verständnis der therapeutischer Abstinenz, die in der Psychiatrie nicht einfach durch die Einhaltung starrer Regeln unter dem Motto der Versagung und in einer Pose der Passivität definiert und ausgedrückt werden kann, sondern die – Cremerius folgend [2] – operational zu gebrauchen ist: es geht darum, Funktionen auszuüben, die für diesen Patienten, in diesem Moment seiner Entwicklung, in diesem Moment des therapeutischen Prozesses, in diesem Moment der Übertragungs-/Gegenübertragungskonstellation hilfreich sein können. Nicht-Mitagieren kann dann durchaus aktive therapeutische Intervention, Handeln bedeuten

Als Therapeuten in der Sozialpsychiatrie haben wir es dabei besonder schwer: Wir haben es ja mit schwer kranken und oft schwierigen Patienten zu tun. Es muß uns gelingen, mit diesen eine positive Beziehung – das heißt persönlich authentische Beziehung, in der eine positive Übertragung möglich ist – einzugehen, in denen wir sie auch ausreichend mögen können, denn nur dann sind die erheblichen und oft genug unerträglichen Schwierigkeiten und Destruktionen in der Arbeit mit ihnen auszuhalten, Konflikte durchzustehen und zu bearbeiten.

Auf der anderen Seite müssen wir zu unseren Patienten auch eine klare Distanz halten können und diesen eine solche auch abverlangen. Als Therapeuten müssen wir darauf verzichten können, unsere neurotischen Bedürfnisse in unserer Arbeit mit den Patienten in neurotischem Doktorspiel [13] und hilflosem Helfertum [12] zu befriedigen.

Aber ob wir wollen oder nicht: Unsere Patienten gehören zu unserem Leben wie wir zu ihnen gehören und dies gilt insbesondere für psychiatrische Versorgungsstrukturen mit langer Betreuungskontinuität.

Wir befinden uns mit diesen Fragen im Bereich der psychologischen Fundamente der Babylonischen Türme der Psychiatrie, bestehend aus den Elementen der Helferpathologie zum einen, zum anderen aus dem, was Mentzos institutionalisierte Abwehr genannt hat [7]: In der Psychiatrie ist es die kollektiv-organisierte Abwehr des schwer Erträglichen schwerer psychischer Desintegration und Triebentmischung, aber nicht nur in Form von psychiatrischen Anstalten, wie Leuschner beschrieben hat [5], sondern potentiell in jeder Form (psycho)therapeutischen Settings.

Dabei ist es notwendig, die heftige Abwehr gegen dieses Erleben und die großen affektiven und kognitiven Schwierigkeiten in der Arbeit mit Psychotikern vor allem als spezifische Gegenübertragung zu verstehen und nicht voreilig der eigenen Helferneurose zuzuschreiben. Insbesondere ist dies notwendig, will man die nötige Nähe und Distanz zu dem Patienten aufrechthalten, das richtige Maß an Teilnehmenlassen und Teilhabe finden.

Es ist notwendig, sich die großen spezifischen Schwierigkeiten bei der Behandlung psychotischer Patienten vor allem über einen längeren Zeitraum ausreichend vor Augen zu führen, will man dabei nicht völlig die Orientierung verlieren und sich das Scheitern noch selbst in die Schuhe schieben.

III.

In seinem schönen Buch „Doktor, Tod und Teufel" beschreibt Florian Langegger [4], wie sehr chronisch psychisch Kranke am Leben ihrer Umgebung Anteil nehmen; explizit spricht er von „gieriger Anteilnahme" der Kranken am Leben ihrer Umgebung, die auch von vielen Menschen als Bedrohung erlebt werde.

Langegger verweist auch auf die Gefahren für die Behandler von Patienten, auf deren möglichem Verschleiß durch die Arbeit. „Die große Schwierigkeit im Umgang mit seelisch Kranken ist ja die, daß man sich *in ihre Welt hineinbegeben* muß, wenn man wirklich etwas für sie tun will. Sonst gehen alle Bemühungen an den Kranken vorbei. Gleichzeitig muß man sich aber hüten, *daß man nicht selbst Schaden nimmt.*" [4]

Langegger bezieht sich auf Benedetti, der vom „inneren Tod" der Psychotiker gesprochen hat, später von „Todeslandschaften der Seele", die diese internalisiert haben [1].

Darauf bezugnehmend verweist Langegger auf die alte Tradition der Versuche, Geisteskrankheiten mit Blut zu behandeln, fußend auf der Gleichsetzung von Blut mit Leben, von Blut mit Seele und Geist. Und er verweist auf den Glauben an Vampire, lebende Tote, die sich am Blut der Lebenden beleben, diese mit dem eigenen Bösen, dem eigenen Totsein infizierend. Von ihnen heißt es, daß sie kein Spiegelbild erzeugen, in einer Existenzform leben, die nicht reflektiert werden kann, in mangelnder Kenntnis ihrer selbst, in ungelebter Existenz.

Vor dem Hintergrund dieser Vorstellungen verweist Langegger darauf, daß chronische Patienten mangels Eigenlebens weitgehend auf Fremdinitiative, Anstöße von außen angewiesen sind. „Insofern psychisch Kranke in vielen Belangen wie große Kinder sind, leben sie weitgehend in der seelischen Sphäre und von der seelischen Substanz ihrer Betreuer. Die Mittel und Wege, dies zu bewerkstelligen, sind die verschiedenen Formen von Introjektion, Imitation und Identifikation; alle Arten von Abhängigkeiten und Neugier, bis hin zu Symbiose und Parasitentum." [4]

Ich (T. M.) betreue seit Jahren eine ältere Patientin, die ich von Anfang an sehr mochte und die sich ihrerseits immer sehr für mein Privatleben interessierte und versuchte, aus dem Wenigen, was sie in Erfahrung bringen konnte, ein Maximum an phantasierter Teilhabe zu erreichen. Sie besuchte jahrelang eine Nachbetreuungsgruppe in der Beratungsstelle. Als mein Sohn geboren wurde, fragte sie mich prompt in der nächsten Stunde – obwohl sie es nicht hat wissen können –, ob ich nicht endlich ein Kind hätte.

Ich berichte diese Anekdote weniger als Beispiel für die Verschränkung von Therapeutenleben und Patientenphantasie und vice versa, sondern um zu zeigen, wie das Teilhabenlassen am eigenen Leben in die therapeutische Arbeit integriert werden kann, eigentlich gar nicht eigens integriert werden muß, sondern dazu gehört und die therapeutische Arbeit nicht „stört", wofür auch die Patienten selbst sorgen, wenn man ihnen therapeutischen Raum dafür gibt:

Als ich auf die intuitiv sichere Frage der Patientin froh und stolz antworten konnte, daß ich gerade einen Sohn bekommen habe, antwortete ein anderer Patient, der seine Mitteilungen in der Gruppe nur auf ein oder zwei änigmatische Äußerungen zu beschränken pflegte, die sich immer wieder als sehr anregend erwiesen, also dieser Patient antwortete mir ebenso froh und stolz, er habe auch schon das 3. Gebiß.

Mit diesem originellen Beitrag, der im übrigen eine aufschlußreiche Mitteilung über die mögliche Prothesenfunktion so mancher Kinder für ihre Eltern enthielt, eröffnete er der Gruppe Austauschmöglichkeiten über die Themen Wachstum, Vergänglichkeit und Brüchigkeit der eigenen Existenz. Mein konkreter Sohn war für das Gruppengespräch nicht mehr wichtig, meine Mitteilung über ihn, die Versicherung meiner Potenz und Kreativität hatte genügt, ein Mehr an Mitteilung an die Gruppe war nicht notwendig. Ich verzichtete darauf, obwohl ich Lust dazu gehabt hätte, und wurde entschädigt mit der Befriedigung in der Arbeit mit der Gruppe.

IV.

Sozialpsychische Arbeit in Strukturen, die längere persönliche Betreuungskontinuität gewährleisten, bedeutet also Arbeit in permanenter Verschränkung von Leben und Phantasie auf Therapeuten- wie Patientenseite.

Schwierigkeiten können dabei aber nicht nur durch zu große Nähe, durch zuviel besitzergreifende „Liebe" entstehen, sondern auch durch die oft notwendigen eingreifenden therapeutischen Interventionen, unter anderem gegen den Willen des Patienten. Im Verlauf längerer therapeutischer Beziehungen über Jahre können dadurch erhebliche Konflikte entstehen, die diese Beziehungen auf eine harte Probe stellen. In ihnen bestehen aber andererseits besondere Chancen, diese Konflikte zu bearbeiten und therapeutische Fortschritte zu erzielen, die sonst wahrscheinlich nicht erreicht werden könnten.

Seit Jahren ist ein junger Mann bei mir (T. M.) im PSD in Behandlung, wiederholt war er wegen manischer Phasen im Krankenhaus, wiederholt hatte ich eine zwangsweise Unterbringung auf unserer geschlossenen Station veranlaßt, ihm Neuroleptika gegeben. In einem Zustand höchster Verzweiflung und wahrscheinlich durch Medikamente weniger beruhigt als noch mehr verwirrt war er einmal vor die U-Bahn gesprungen und hatte sich wie durch ein Wunder nur leichte Verletzungen zugezogen.

Es war gelungen, ihn in einer geschützten Werkstatt unterzubringen, wo man mit seinen Leistungen vorerst sehr zufrieden war. Nach einem Streit mit seinen Eltern wegen seines sorglosen Umganges mit dem verdienten Geld hatte er wieder den Boden unter den Füßen verloren. Er kam mißlaunig, gereizt, angetrieben, provokant und drohend ins Krankenhaus zur Wiederaufnahme. Man könne ihn niederspritzen, die Konsequenzen müßten die anderen tragen, er könne sich jederzeit wieder vor die U-Bahn werfen, um sich mache er sich keine Sorgen.

Die ganze nächste Zeit war er höchst aggressiv, drohend, zum Teil sich was anzutun, vor allem aber gegen seine Umgebung. Er drohte die Eltern umzubringen, die Amtsärztin zu erschießen, sein Geschäft sei jetzt ganz aufzuräumen von rechts, ganz Niederösterreich werde draufgehen. Seine Rachsucht war scheinbar grenzenlos.

Ich hatte große Schwierigkeiten diese Aggressivität auszuhalten, mir machte diese schier grenzenlose Destruktivität große Angst, ich verlor beinahe jede Hoffnung auf eine Chance, daß der Patient aus diesem Zustand wieder rauskommen, wieder eine andere Existenz als die eines Amokläufers erringen könne, bzw. verlor beinahe die Hoffnung für mich, diese Behandlung weiter durchführen, durchhalten zu können.

Aber die Destruktivität war nicht ganz grenzenlos. Ich spürte in seinen Ausbrüchen blanken Hasses und wildester Drohungen einen dünnen Faden, einen erhaltenen Rest oder besser den erhaltenen Kern positiver Beziehung, der mich weitermachen ließ. Nonverbal war trotz aller verbalen Kraftakte die verzweifelte Bitte um Hilfe, Klärung und Ordnung in seinem Durcheinander, sein Appell um Zuwendung und Tröstung zu spüren, was ich ihm in unserer therapeutischen Beziehung zumindest soweit geben konnte, als ich diese aufrecht halten konnte, für ihn als Arzt dablieb.

Er selbst hatte mir die Möglichkeit dazu geboten. In seiner Drohung, ganz Niederösterreich auszuradieren, mit Hilfe seiner Neonazifreunde alles auszurotten, hatte er mir ein klares und entängstigendes Signal gegeben, als er mich im gleichen Gespräch als Steirer ansprach, also als Nichtniederösterreicher, und damit von der Drohung ausnahm. Trotz der schweren Krise konnte er die positive Beziehung zu mir aufrecht erhalten, ermöglichte mir, mit ihm weiterzuarbeiten. Seinerseits wurde er dann langsam ruhiger, weniger angetrieben, weniger verzweifelt, weniger aggressiv. Er begründete dies damit unter anderem, er sei ja schon zufrieden wenn man ihm den kleinen Finger reiche.

In den nächsten Monaten gelang dann auf dieser Beziehungsbasis trotz weiterem phasenweisen argen Agierens seinerseits ein Stück erfolgreicher Bearbeitung seiner Konflikte zwischen ihm und seinen Eltern, seiner süchtigen Abhängigkeit und seinem grandiosen Freiheitsanspruch, dem gebrochenem Kind in ihm und dem Erwachsenem mit dem Verliererschicksal. Jetzt gelang ihm nach mehr als fünf Jahren kontinuierlicher sozialpsychiatrischer Behandlung in der therapeutischen Beziehung ein Stück an Entfaltung seines Selbst, seiner Biographie, an Erwerb seiner Identität, die so schmerzte und so ungenügend befriedigte, versöhnt durch ein Ernstgenommenwerden von mir als seinem Therapeuten, der ihn ernst nahm, nicht um ihm gleich Erwachsenenleistungen abzufordern, sondern dadurch, daß er ihm erst einmal zuhörte und nahm wie er war.

Die Sozialpsychiatrie ist eine hohe Schule der Bescheidenheit. Wenn die therapeutische Beziehung die Chance für Konfliktbearbeitung gewähren kann, für eine psychische und soziale Integration, zur Entfaltung des „wahren Selbst", wie Winnicott es nannte [16], beitragen kann, oder um Matusseks Betriffsvorschlag aufzugreifen, das „private Selbst" mit dem „öffentlichen Selbst" in Beziehung bringen kann [6], dann kann sich in ihr der immanent wie immer verkorkste Lebensplan zu konkretem, persönlichem Lebenslauf entfalten. Patient und Therapeut müssen sich mit dem erreichbar Erreichten bescheiden, ohne ihr Wissen um die Wünsche und weiteren Möglichkeiten aufzugeben und zu verraten.

Die erwähnte Patient lebt derzeit wieder bei seinen Eltern, bezieht zumindest vorübergehend eine Invaliditätspension, wird wegen seiner bei dem Sprung vor die U-Bahn erlittenen Spätfolgen orthopädisch behandelt und wartet auf eine Chance, die wir ihm mit unserem beschränkten Angebot weiterer sozialer Integrationsmöglichkeiten bieten

können, vielleicht eine befriedigendere Wohnsituation, vielleicht eine
Arbeitsgelegenheit.

Unsere therapeutische Hilfe war begrenzt, begrenzt waren die Fähigkeiten des Patienten der Konfliktbearbeitung wie auch die von uns Therapeuten, jetzt fehlen in erster Linie soziale Chancen für eine Weiterent-
wicklung. Trotzdem wurde viel erreicht. Dem erwähnten Patienten gelingt
jetzt über längere Zeit ein Leben ohne schwere Krisen der Verzweiflung,
seine Fähigkeiten haben zugenommen, sich und seine Umgebung auszuhalten, sich damit zu begnügen, das Leben eines Invaliden und Ar-
beitslosen zu führen, wie es seiner derzeitigen, ihm gesellschaftlich zuge-
messenen Rolle entspricht, allerdings im erweiterten Bewußtsein um die
Bedingungen dieser Beschänktheit und fähiger, diese zu ertragen, ohne
zu dekompensieren und ohne den Mut zu verlieren.

V.

Durch eine solche Schule der Bescheidenheit gehen auch wir Therapeuten in der Sozialpsychiatrie. Auch wir müssen lernen, uns zu bescheiden, nicht nur in der Zurücknahme überhöhter Ansprüche an uns in
der therapeutischen Arbeit. Es geht um unser konkretes persönliches
Leben.

Auch wir machen unsere Psychiatriekarriere, auch unser Lebenslauf
entfaltet sich zu einem wesentlichen Teil bestimmt durch unsere Arbeit
und in der Erfahrung intensivster Gefühle, existenzieller Not, unerträglicher Konflikte, in denen wir unsere Patienten begleiten.

Es geht also nicht nur um Karrieren im engeren Sinn, unseren Auf-
stieg in den beruflichen Positionen, das Einschlagen eines Nebenweges in
weniger belastende Arbeitsfelder oder den Ausstieg in eine Privatpraxis
mit lukrativerer Klientel. Es geht um unser Lebendigbleiben in unserer
Arbeitssituation, nicht nur angesichts der Konflikte unserer Patienten,
sondern auch in den Konflikten mit unseren Mitarbeitern, die ja auch zu
unserem Leben gehören, und in den Konflikten unseres privaten Lebens,
das durch unsere Arbeit wesentlich geprägt ist.

Wenn wir dabei auch über die Jahre hin nicht unsere Lebensfreude
und unseren Lebensmut verlieren und Konflikte wahrnehmen, zulassen
und uns um Lösungen bemühen können, werden wir auch die Bedingungen unserer Arbeit als gesellschaftlich variable nicht aus den Augen verlieren: die Höhe der Babylonischen Türme der Psychiatrie ist nicht
nur ein Maß für die Abwehr der Therapeuten, sondern vor allem ein Maß
für die Abwehr unserer Gesellschaft. Unsere Arbeit ist nicht nur geprägt
vom Mangel an Lebendigkeit unserer Patienten, sondern auch von Mangel an gesellschaftlicher Bereitschaft, für unsere Patienten etwas zu tun,
sie zu integrieren.

Es geht hier nicht um Politisieren als externalisierende Abwehr von
innerem Konfliktdruck auf Therapeutenseite. Es geht um die Not-

wendigkeit, den „Konflikt zwischen selbst- und objektbezogenen Tendenzen" bei Patienten [8] ausreichend zu verstehen, umfassend einzuordnen und darum, die eigenen Position als Therapeut im Bemühen um eine Konfliktbearbeitung zu bestimmen.

Mit freien Blick auf diese gesellschaftliche Dynamik brauchen wir nicht unseren therapeutischen Mut verlieren, unsere Bemühungen in unserer Arbeit aufgeben. Wir denken, eine sozialpsychiatrische Struktur mit den Möglichkeiten längerfristiger Behandlungskontinuität und eine klare psychotherapeutische Orientierung – hier psychoanalytisch formuliert – bieten die besten Chancen dafür,

- den Patienten, die dabei primär in ihrer Subjektivität wahrgenommen werden, nicht primär definiert über soziale Kriterien wir Arbeitsfähigkeit oder Devianz bzw. naturwissenschaftlich exakt fragmentiert, „ex actu" in medizinischer Scheinobjektivität;
- den Therapeuten, deren Subjektivität in die Arbeit einbezogen ist, eine stete Herausforderung ihrer Kreativität, beste Voraussetzung, daß sie nicht in ihrer Berufskarriere als automatisiertem Lebenslauf chronifizieren.

Gelingt uns Therapeuten das nicht, dann werden wir die Babylonischen Türme verinnerlichen. Bei Patienten würde die klassische Psychiatrie von Defekt sprechen. Und dann hätten die Patienten recht, die in den Therapeuten Vampire wähnen, die von ihrer, der Patienten, Lebenssubstanz zehren.

Literatur

1. Benedetti G (1983): Todeslandschaften der Seele: Psychopathologie, Psychodynamik und Psychotherapie der Schizophrenie. Verlag für Med Psychologie im Verl Vandenhoeck und Ruprecht, Göttingen
2. Cremerius J (1984): Die psychoanalytische Abstinenzregel. Vom regelhaften zum operationalen Gebrauch. Psyche 38: 769–800
3. Freud S (1915): Das Unbewußte. Gesammelte Werke, X, S 263–303
4. Langegger F (1983): Doktor, Tod und Teufel. Suhrkamp Taschenbuch 879
5. Leuschner W (1985): Psychiatrische Anstalten – ein institutionalisiertes Abwehrsystem. Psychiatrische Praxis 12: 111–115
6. Matussek P (1993): Analytische Psychosentherapie in neuerer Sicht. Nervenarzt 64: 696–705
7. Mentzos St (1976): Interpersonale und institutionalisierte Abwehr. Suhrkamp Taschenbuch Wissenschaft 109
8. Mentzos St (Hrsg) (1992): Psychose und Konflikt. Vandenhoeck und Ruprecht, Göttingen.
9. Modell A H (1981): Die „bewahrende Umwelt" und die therapeutische Funktion der Psychoanalyse. Psyche 35: 788–808
10. Pohlen M (1976): Der „therapeutische Raum" als psychotherapeutisches Behandlungsprinzip im klinischen Feld. Die Psychologie des 20. Jahrhunderts, Band 8, Kindler Verlag, Zürich, S 919–927
11. Rotmann M (1978): Über die Bedeutung des Vaters in der „Wiederannäherungs-Phase". Psyche 32: 1105–1147
12. Schmidbauer W (1977): Die hilflosen Helfer. Rowohlt Verlag, Hamburg
13. Simmel E (1975): Doktorspiel, Kranksein und Arztberuf. Psyche 29: 666–677

14. Trimborn W (1983): Die Zerstörung des therapeutischen Raumes. Das Dilemma stationärer Psychotherapie bei Borderline-Patienten. Psyche 37: 204–236
15. Trimborn W (1989): Ambulantes oder stationäres Setting. Überlegungen zum Behandlungsrahmen früher Störungen. Sozialpsychiatrische Informationen 1/89: 11–18
16. Winnicott D W (1965): Ich-Verzerrung in Form des wahren und des falschen Selbst. In: Reifungsprozesse und fördernde Umwelt. Fischer Taschenbuch 42255, S 182–199
17. Wulff E (1971): Psychose als süchtiges Verhalten. In: Psychiatrie und Klassengesellschaft. Fischer Athenäum Taschenbücher 4005, S 227–237

Von der Irrenverwahrung zur psychiatrischen Krankenpflege

A. Stelzer

Im Jahre 1966 begann ich in der Heil- und Pflegeanstalt Gugging mit 18 Jahren meine Ausbildung als psychiatrische Krankenschwester. Die Station hatte zu dieser Zeit ca. 100 Betten. Es gab nur weibliche Patienten und daher auch nur weibliches Pflegepersonal. Für diese Bettenzahl waren rund 30 Schwestern zuständig. Es war eine Aufnahme- und Pflegestation, auf welcher bunt gemischte Patienten (80% Pflegefälle verschiedener Kategorien, 20% davon Psychosen, Depressive, Schizophrene Defekte und Alkoholiker) mit einer Aufenthaltsdauer von mehreren Wochen bis zu Monaten und sogar bis mehreren Jahren waren.

Die ersten Stunden verbrachte ich im sogenannten „Bischerzimmer", wo 20 mit Kot und Urin verunreinigte Betten standen und eine Patientin mit der Diagnose chronische Schizophrenie (sie lebte seit 25 Jahren im Krankenhaus) arbeitete. Sie zeigte mir, wie man Betten macht und vermittelte mir auch die hygienischen Umgangsformen: Die verschmutzte Wäsche wurde auf ein am Boden liegendes Leintuch geworfen, zusammengebunden, dann so durch die Station geschleift und in die sogenannte Wäschezelle gebracht.

Auf der Station gab es auch ein Zentralbad in dem 3 Badewannen standen. Dort wurden ca. alle 14 Tage sämtliche Patienten der Station gebadet. Ein Patient neben dem anderen wurde in die Wanne gesetzt; in diese wurde kein Verschluß gegeben und das Wasser rann ununterbrochen oben zu und unten ab. Der Patient wurde vom Kopf bis zum Fuß gereinigt. Eine Schwester neben der Badewanne zwickte Zehen- und Fingernägel, eine andere reichte frische Wäsche und half beim Einkleiden. In diesem 25 m^2 großen Raum waren oft bis zu 10 Personen und es herrschte große Hektik, da rund 80 Personen an diesem Tag zu baden waren. Am Ende des Badetages wurde ein Desinfektionsmittel in die Wanne geleert und danach war es das Personalbad.

Die bettlägrigen Patienten waren in einem Krankenzimmer mit 12 Betten untergebracht, großteils Halbnetz- bzw. Netzbetten. In diesem Raum war auch eine Toilette, welche nur mit einer Holzwand abgegrenzt war, sodaß es den Patienten nicht möglich war, unbeobachtet und ungestört ihre Notdurft zu verrichten. Diese Patienten wurden in einer Sitzbadewanne gebadet. Diese wurde von Bett zu Bett mitgetragen und die Reinigung der Patienten erfolgte in Anwesenheit aller anderen Mitpatienten bzw. der durchlaufenden chronischen Patienten.

In den Schlafsälen standen aus Platzgründen oft 30 Betten, welche so zusammengeschoben waren, daß oft nur nach jedem 10. Bett ein kleiner Abstand eingehalten wurde. Deshalb mußte die Nachtschwester bei der Medikamenteneingabe die Schuhe ausziehen und von Bett zu Bett turnen. Dies wäre jedoch noch das kleinere Übel gewesen. Die Patienten glaubten oft in ihrer Verwirrtheit, daß der Ehepartner neben ihnen lag. Deshalb kam es oft vor, daß die Patienten in ihrer nächtlichen Unruhe über andere Mitpatienten krochen. Nachtkästchen und persönliche Sachen gab es nicht. Den Patienten wurden alle persönlichen Gegenstände bei der Aufnahme abgenommen. Nur wenige chronische Patienten hatten einen eigenen Kamm oder eine Zahnbürste.

Die Station war im Nachtdienst für ca. 100 Patienten nur mit zwei Schwestern besetzt. Die Morgenarbeit begann um 4 Uhr und wurde von chronischen Mitpatienten zum Teil unterstützt. Auf der Station gab es auch einen kleineren Schlafsaal, der tagsüber öfters als sogenanntes Schockzimmer verwendet wurde. Bei der Schockbehandlung kam es vor, daß die Behandelten von den Wartenden nur durch eine optische Trennwand abgegrenzt waren.

Auf der Station gab es auch zwei große Tagräume für ca. je 40 Patienten. In einem Tagraum standen an einer Seite rund 20 Tischwagerl, auf die gehbehinderte bzw. sturzgefährdete Patienten zwischen 4 und 5 Uhr früh daraufgesetzt und tagsüber auf die Toilette geführt wurden. Auf der anderen Seite des Raumes standen große Tische mit langen Holzbänken, wo 5–6 Patienten nebeneindander Platz hatten und ein Teil der unruhigen Patienten mit versperrbaren Lederriemen fixiert werden konnten.

Die Mahlzeiten wurde mit ca. 15 Literkessel durch chronische Patienten in Begleitung vom Pflegepersonal von der Hauptküche auf die Station getragen. Fleisch wurde z.B. vorgeschnitten oder faschiert und zusammen mit Beilage in einem Blechnapf serviert. Für den Patienten gab es nur Löffel auf der Station.

Um 16 Uhr war bereits Nachtruhe. Die Gliedmaßen der Patienten waren oft vom stundenlangen Sitzen schon so steif, daß viele nur gebeugt gehen konnten. In diesen sogenannten Tagräumen versahen 2 Schwestern 13 Stunden Dienst und waren auf die Mithilfe chronischer Patienten angewiesen, um Verletzungen oder Stürze von Patienten zu verhindern. Im Falle von Verletzungen wurde gegen die diensthabenden Schwestern ein Disziplinarverfahren eingeleitet.

Mit Patienten zu sprechen war nicht gewünscht, es zählte nur die Reinigungsarbeit. Die „Hierarchie" war so streng, daß junge Schwestern mit sogenannten älteren Kolleginnen nicht am Kaffeetisch sitzen durften. Hauptbeschäftigung war immer nur die Reinigung der Station, oder die Hilfe bei der Säuberung von Patienten. Mit dem Arzt zu sprechen war geradezu ein Vergehen; für die Information an den Arzt war fast ausschließlich die Oberschwester zuständig.

Im Jahre 1966 wurde im Krankenhaus der erste 3-jährige Krankenpflegediplomkurs beendet und es gab geringe Anzeichen eines Umdenkens. 1970 erlaubte sich Primar Dorninger gegen den Willen des damaligen ärztlichen Leiters, eine kleine „Rehab-Gruppe" mit ca. 15 Patienten zu eröffnen. Dort gab es keinen Blechnapf, kein vorgeschnittenes Fleisch, sondern alle Patienten erhielten Teller, Besteck, Nachtkästchen und sogar einen eigenen Spind.

In dieser Gruppe hatten jeweils 2 Schwestern Dienst. Dabei wurden erste Schritte in Richtung Bezugspflege gesetzt. Das Pflegeteam bestand aus 4 Personen, die sich im Turnus abwechselten. Die Patienten durften sich auch im Anstaltsgebäude frei bewegen und zu den Wochenenden nach Hause fahren. In dieser Rehab-Gruppe gab es auch eine kleine Küche und es war oberstes Gebot, am Abend die Messer zu zählen. Primar Dorninger motivierte das Pflegepersonal zum Gespräch mit den Patienten und zur täglichen Dokumentation ihres Verhaltens. Er teilte die Station in einen Akut- und einen Subakutbereich. Vor der Entlassung kamen die Patienten noch in die Rehab-Station.

1975 kam es zur großen Wende in der Psychiatrie. Hofrat Marksteiner wurde zum Direktor bestellt. Er reduzierte den Bettenstand von 1100 auf 500, mischte weibliche und männliche Patienten und gegen großen Widerstand auch das Personal. Er schuf neue Berufsbilder im Krankenhaus: Sozialhelfer, Psychologen, Sozialarbeiter und Musiktherapeuten.

Als Mitglieder der Demokratischen Psychiatrie die Anstalt kritisierten, lud er sie nach Gugging ein. Dadurch gelangten die Probleme an die Öffentlichkeit, welche somit auf die Zustände im Krankenhaus aufmerksam wurde. Daraufhin erhielt er Gelder und konnte Reformen sowie bauliche Änderungen durchführen lassen.

1982 wurden 2 psychiatrische Aufnahmestationen eröffnet: Nord und Süd. Die Stationen bestanden genauso wie heute jeweils aus einer Akutstation mit je 12 Betten für Männer und Frauen und einer Rehab-Station mit 43 Betten. Für die Patienten gab es ein Tagesprogramm auf der Station. Beschäftigungstherapie war vorgesehen. Die psychiatrische Versorgung wurde sektorisiert, Zuordnungskriterium zu Arzt, Betreuer und Sozialarbeiter war fortan der Wohnort der Patienten. Das bedeutete für den Patienten, daß nach der Entlassung für ihn die Möglichkeit bestand, in seinem Bezirk vom Psychosozialen Dienst, d.h. vom selben Arzt und Sozialarbeiter aus dem Krankenhaus betreut zu werden. Sehr oft können dadurch kleine Krisen, Rückfälle bzw. ein neuerlicher Krankenhausaufenthalt abgewendet werden.

Jeder Patient durfte bei der Aufnahme seine persönlichen Sachen behalten, Ethik, Intimsphäre und seine persönlichen Rechte erreichten dadurch einen großen Stellenwert. Das Gespräch war neben der medikamentösen die wichtigste Therapie. Es wurde mit Ärzten, Therapeuten und Pflegepersonal ein gemeinsames Therapiekonzept erarbeitet. Der für meine Station zuständige Primar Danzinger motivierte das Personal besonders zur Eigenverantwortung, wodurch die Hierarchie durchbrochen wurde. Gab es Probleme, galt der Slogan: „Reden wir darüber". Dadurch konnten viele neue Ideen verwirklicht werden.

Für die Patienten war es in der Anfangsphase der Psychiatrieöffnung nicht immer einfach, mit dieser Selbständigkeit und Freiheit richtig umzugehen. Viele entwichen, kamen jedoch oft freiwillig wieder zur Behandlung. Auch wir mußten lernen, uns auf die offene Psychiatrie einzustellen. Die Zustände aus den 60-er Jahren wären heute undenkbar. Trotz des großen Wandels, konnte das Ziel – eine optimale psychiatrische Krankenpflege – noch immer nicht erreicht werden und es bedarf noch weiterer Neuerungen.

Auf dem Weg zu einer Betreuungskontinuität in der Gerontopsychiatrie

G. Vanura

Seit der erfolgreichen Anwendung antidepressiver Medikamente werden auch geriatrische Patienten, die an depressiven Verstimmungen leiden, überwiegend von praktizierenden Ärzten behandelt und benötigen selten eine stationäre Therapie.

Viel häufiger jedoch bereiten jene alten Patienten Schwierigkeiten, die im Rahmen eines chronisch fortschreitenden oder eines akut aufgetretenen organischen Psychosyndroms Symptome einer agitierten, aggressiven, paranoiden oder halluzinatorischen Verwirrtheit entwickelten. Sei es zu Hause, im Alters- und Pflegeheim oder im Krankenhaus, diese Patienten stellen nicht nur eine große Belastung für Angehörige, Mitpatienten und Betreuer dar, sondern entwickeln auch oft eine Selbst- und Fremdgefährdung, die den Anlaß darstellen, stationäre Hilfe in einem Psychiatrischen Krankenhaus in Anspruch zu nehmen.

Als eindrucksvolles Beispiel sei das dissoziale Syndrom einer senilen Demenz erwähnt, welches dann vorliegt, wenn ein verwirrter alter Mensch seine Wohnung vernachlässigt, seine Kleider und Wäsche nicht mehr reinigt, verdorbene Nahrungsmittel liegen läßt, unter Harn- und Stuhlinkontinenz leidet, jedoch helfende Angehörige oder ambulante Dienste nicht mehr in seine Wohnung einläßt. Ja sogar die Gefahr einer unbeabsichtigten Brandlegung kann bestehen, wenn die Wohnungsheizung nicht mehr richtig gehandhabt wird.

Nicht selten treten auch im Krankenhaus oder in Pflegeheimstationen bei geriatrischen Patienten wahnhafte Zustandsbilder mit paranoiden Ideen auf, die zur Nahrungs- und Medikamentenverweigerung und in weiterer Folge zu Aggressivität führen können. Diese verwirrten alten Patienten bereiten selbst auf allgemein psychiatrischen Stationen erhebliche Probleme, weil sie die Angebote der modernen Psychiatrie (Psychotherapie, Beschäftigungstherapie, Sozialmedizin und anderes) nicht an-

nehmen können und weil sie wegen der typischen geriatrischen Multimorbidität eine intensive allgemeinmedizinische beziehungsweise multi-
disziplinäre Betreuung benötigen. Die dringend erforderliche aktivierende Pflege und geriatrische Rehabilitation verlangen nach speziell aus-
gebildeteten und erfahrenen Therapeuten. Ebenso muß die
medikamentöse Therapie nach speziellen Grundsätzen der Geriatrie
durchgeführt und kontrolliert werden.

Durch demographische Untersuchungen wurde klar, daß wegen der
zunehmenden Lebenserwartung unserer Bevölkerung die Zahl der
hochbetagten Mitbürger stetig ansteigen wird. Man erkannte auch, daß
die Prozentzahl derer, die an einer Demenz erkranken mit dem Alter zunimmt. Somit ist in den letzten Jahrzehnten eine Entwicklung in Gang
gekommen, welche unter anderem die Notwendigkeit neuer Strategien
zur Versorgung gerontopsychiatrischer Patienten aufzeigte.

Hofrat Dr. Alois Marksteiner hat schon in den frühen 70er Jahren auf
diese neuen Probleme aufmerksam gemacht und als Direktor des
Psychiatrischen Krankenhauses Lösungsvorschläge unterbreitet. Was im
Bereich der ambulanten Versorgung, was im Bereich der Alters- und
Pflegeheime und was im Bereich eines Psychiatrischen Krankenhauses
voranzutreiben wäre, hat Hofrat Dr. Marksteiner insbesondere während
der Enquête „Älter werden, Jung bleiben in Niederösterreich" im Jahre
1976 eindrücklich dargelegt.

Das Psychiatrische Krankenhaus betreffend vertrat er den Standpunkt,
daß die Gerontopsychiatrie sowohl ein Teilgebiet der Psychiatrie als auch
der Geriatrie, das heißt der internen Medizin sei und von der Allgemein-
psychiatrie abgegrenzt werden sollte. Daher wurde schon im Jahre 1977
die Sonderabteilung für Innere Medizin und Geriatrie auf sein Betreiben
hin eingerichtet und die Leitung dieser Abteilung einem Internisten an-
vertraut.

Folgende Aufgaben stellten sich nun dieser neuen geriatrischen Abteilung im Psychiatrischen Krankenhaus:

1. Die umfassende und ganzheitliche Abklärung und Diagnostik bei
den alten, meist multimorbiden Patienten (geriatrisches Assessment).

2. Die medikamentöse Therapie nach geriatrischen Grundsätzen in
drei Ebenen:

a) Entsprechend der Ätiologie des jeweils vorliegenden demen-
tiellen Prozesses.

b) Entsprechend den kausalen Faktoren somatischer Erkrankungen zur Beseitigung der Ursachen der schweren psychischen Symptome.

c) Die gezielte symptomatische Therapie dieser Symptome zur Be-
herrschung der bedrohlichen Situation.

3. Die rasch einsetzende geriatrische Rehabilitation, bestehend aus
aktivierender Pflege, Heilgymnastik, Mobilisierung, Gehtraining, Musik-
therapie, Beschäftigungstherapie, psychologischer und sozialmedizini-
scher Betreuung.

Das geriatrische Rehabilitationsteam muß Kenntnis haben von den Grundsätzen eines richtigen Umgangs mit geriatrischen Patienten und muß geleitet werden von Zuneigung, Geduld und Kontaktfreudigkeit, das heißt von einer tiefen Menschlichkeit.

Die Ziele gerontopsychiatrischer Rehabilitation sind die Verringerung bis Vermeidung der Pflegebedürftigkeit, somit eine Verbesserung der Lebensqualität, Beseitigung von Angst, Unsicherheit, Unruhe und Wahnideen und die Erhaltung der persönlichen Würde. Angestrebt wird das größtmögliche Maß der Selbstversorgung, damit durch das Wiedererlangen seiner psychischen, physischen und sozialen Fähigkeiten dem Patienten nach Abklingen der schwerwiegenden psychischen Symptome ein Leben in der gewohnten Umgebung, eventuell unterstützt durch soziale Dienste, möglich gemacht wird. Der Begriff der gerontopsychiatrischen Rehabilitation beschränkt sich somit nicht auf die gezielte Rehabilitation wie bei speziellen Erkrankungen, z.B. Schlaganfall, Gliedmaßenamputation oder Hüftoperation, sondern beinhaltet wie die allgemeine geriatrische Rehabilitation das weite Spektrum der Multimorbidität des alten Patienten.

4. Die perfekte Grundpflege, eine symptomatische Medikation und viel körperlich spürbare Zuwendung zur Gestaltung einer würdevollen Sterbebegleitung bei Patienten mit seniler Demenz im Endzustand, wenn also wegen absolut infauster Prognose eine medizinische Behandlung und Rehabilitation nicht mehr sinnvoll ist. Natürlich ist auch diese Sterbebegleitung eine wichtige Aufgabe einer geriatrischen Abteilung. Es sollten aber nicht Patienten zum Sterben von anderen Abteilungen an die Geriatrie verlegt werden. Die Hauptaufgaben einer gerontopsychiatrischen Abteilung sollten die Beseitigung der psychischen Symptomatik und die geriatrische Rehabilitation bleiben.

5. Die Betreuung von Patienten mit organischen Psychosyndromen, die aus verschiedenen Gründen in anderen Institutionen nicht möglich ist, z.B. bei chronischen Alkoholikern mit Rückfalltendenz und bei schizophrenen Defekten mit Demenz und chronischen psychotischen Symptomen.

6. Internistischer Konsiliardienst an den psychiatrischen und neurologischen Abteilungen des Hauses.

Seit 17 Jahren versuchen wir nun unsere Aufgaben zu erfüllen und haben dabei viele Erfahrungen gemacht und mit vielerlei Problemen zu kämpfen gehabt.

Immer wieder erklären die betreuenden Angehörigen, daß sie die große Last der Pflege auf keinen Fall mehr tragen können. Viele alleinstehende Patienten erreichen trotz unserer erfolgreichen Behandlung nicht mehr den Standard, den sie vor der akuten Verschlechterung hatten und ein Leben in gewohnter Umgebung ist ihnen nicht mehr zuzumuten. Es gibt aber zuwenig Plätze in den Pflegeheimen, sodaß die Patienten nicht entlassen werden können. Weil die Wartezeiten für diese Plätze aber oft viele Monate betragen, belegen die Rehabilitierten Betten, die rehabilitationsbedürftigen Patienten vorenthalten werden (Fehlbelegung).

Durch die großen Entfernungen zu den Heimatgemeinden unserer
Patienten, unser Einzugsgebiet reicht im Süden Niederösterreichs bis
nach Gloggnitz, finden nur wenige Angehörige den Weg nach Maria
Gugging, die sozialen Kontakte und damit die sozialen Fähigkeiten werden beeinträchtigt. Gerade im Bereich der Gerontopsychiatrie wäre aber
die Gemeindenähe ein wichtiges Prinzip.

Einen wichtigen Faktor stellt die übergroße psychische und körperliche Belastung dar, welcher das Pflegepersonal ausgesetzt ist. Dazu gesellt
sich die zeitraubende Aufgabe einer aktivierenden Pflege bzw. die perfekte Grundpflege der sterbenden Patienten. Es wurde daher schon
mehrmals die Forderung erhoben, das Pflegepersonal an unserer Abteilung soweit aufzustocken, wie es an anderen geriatrischen Einrichtungen
in Österreich bereits geschehen ist.

Ein weiters Manko unserer Abteilung ist die große Raumnot, welche
die Durchführung der multidisziplinären Rehabilitationsmaßnahmen
sehr erschwert. Nur in kleinen Gruppen oder in Einzeltherapie kann eine
störungsfreie Behandlung dementer Patienten erfolgreich sein, weil bei
diesen ja die Konzentrationsfähigkeit, Anpassungs- und Urteilsfähigkeit
beeinträchtigt sind.

Trotz der geschilderten Schwierigkeiten gelang es aber oft, das Ziel –
die Entlassung der weitgehend gebesserten Patienten in ihre gewohnte
Umgebung – zu erreichen. Natürlich sind der gerontopsychiatrischen Rehabilitation auch Grenzen gesetzt, weil eben dem menschlichen Leben
Grenzen gesetzt sind. Der klassisch limitierende Faktor ist die weit fort-
geschrittene senile Demenz. Die Grenzen liegen aber meist weit hinter
dem, was wir erwarten. Daher lohnt es sich oft, das Risiko eines Rehabi-
litationsversuches einzugehen. Man glaubt gar nicht, welche Erfolge oft
noch erreicht werden können.

Hofrat Dr. Marksteiner hat aber auch für die gerontopsychiatrische
Versorgung im Land Niederösterreich der Zukunft praktikable Vorschläge
gemacht, die im niederösterreichischen Psychiatrieplan ihren Niederschlag finden werden. Zum Beispiel sollten im großflächigen Land Niederösterreich mit seinen weiten Entfernungen die geriatrische und gerontopsychiatrische Versorgung, um gemeindenahe zu sein, auf alle
Krankenhäuser der Standardversorgung ausgedehnt werden.

Er empfiehlt daher, daß jedes niederösterreichische Krankenhaus auf
Kosten anderer Akutbetten eine geriatrische Station, zumindest im Sinne
eines Departements der Internen Abteilung erhält, wo entsprechend den
Bedürfnissen alter Patienten mit stärkerer personeller Besetzung aktivierende Pflege und geriatrische Rehabilitation mit psychiatrischen und so-
zialmedizinischen Akzenten durchgeführt werden können. Diesen Stationen sollten auch Tageskliniken mit den Möglichkeiten sowohl der ambulanten diagnostischen Abklärung als auch einer halbstationären
Rehabilitation für Patienten, die einer vollstationären Überwachung und
Therapie nicht bedürfen, angegliedert werden.

In weiterer Folge wäre es wünschenswert, daß jede geriatrische Kran-
kenhausabteilung und ihre Tagesklinik mit den Sozialstationen und dem

lokalen Pflegeheim einen Verbund eingeht und diese Gerontoeinheit in Zusammenarbeit mit den Hausärzten nun gemeindenahe die geriatrische bzw. gerontopsychiatrische Versorgung sichert.

Für unsere Abteilung im Psychiatrischen Krankenhaus würde das die Konzentration auf den Raum Klosterneuburg und angrenzende Gebiete und eventuell einen Modellcharakter für die künftigen geriatrischen Abteilungen in Niederösterreich bedeuten.

Um diesem Ziel näher zu kommen und dem hohen Anspruch einer Modellstation entsprechen zu können, wären jetzt folgende Verbesserungen anzustreben:

1. Vermehrung der Ärztestellen, um die ärztliche Führung des Rehabilitationsteams zu intensivieren, um eine Dokumentation und eine wissenschaftliche Begleitung durchzuführen und um die Nacht- und Wochenenddienste unabhängig von den anderen Abteilungen des Psychiatrischen Krankenhauses leisten zu können. Eine landesweite und mehrschichtige Fortbildungstätigkeit auf gerontopsychiatrischem Gebiet wäre dann ebenfalls möglich.

2. Vermehrung des Pflegepersonals zu Ermöglichung einer streßfreien aktivierenden Pflege.

3. Verstärkung des Rehabilitationsteams durch Logopäden, Ergotherapeuten, Beschäftigungstherapeuten und Psychologen.

4. Planung und Bau eines geriatriegerechten neuen Gebäudes mit folgenden Schwerpunkten:

a) Alle Räumlichkeiten in einer Ebene.

b) Das Gebäude ebenerdig mit mehreren Zugängen zum umgebenden Garten.

c) Mehrere geeignete und entsprechend eingerichtete Therapieräume für die verschiedenen Spezialisten.

d) Kleinere Patientenzimmer mit 4, höchstens 6 Betten bei guter Übersichtlichkeit und Überwachungsmöglichkeit vom Pflegezentrum aus.

e) Ausreichende und geriatriegerechte Sanitärbereiche mit behindertengerechter Ausstattung.

f) Einladende Besucherzimmer zur Förderung der Sozialkontakte.

g) Integrierte Räumlichkeiten für die Tagesklinik.

h) Genügend Räume für das Personal für Fortbildung, psychologische Betreuung, Supervision und Diskussion.

Eine ausreichend gute Personalsituation ist auch für ein weiteres Problem von großer Bedeutung, welches derzeit diskutiert wird und gerontopsychiatrisch ausgerichtete Abteilungen sehr belasten würde. Es handelt sich um die Einbeziehung dieser Abteilungen, auch wenn sie nicht als psychiatrische Abteilungen geführt werden, in das Unterbringungsgesetz für psychisch Kranke.

Unsere gerontopsychiatrischen Patienten leiden überwiegend an einem fortgeschrittenen organischen Psychosyndrom, das heißt an körperlichen Krankheiten des Gehirns und anderer Organe des Organismus, woraus eine Störung der Merkfähigkeit und des Gedächtnisses resultiert.

Die weitere Folge ist eine Desorientiertheit zu Zeit, Ort und Situation, später auch zur eigenen Person. Deshalb steht bei unseren Patienten eine Schutz- und Hilfsbedürftigkeit im Vordergrund, die oft auch nach Einschränkung der persönlichen Freiheit verlangt. Unsere Patienten sind nicht nur durch ihre chronischen Leiden geschwächt und sturzgefährdet, sondern stellen auch unbeaufsichtigt (zum Beispiel im Straßenverkehr) eine beträchtliche Selbst- und Fremdgefährdung dar. Auch Erfrierung, Nahrungs- und Medikamentenverweigerung oder Brandlegung sind solche Gefährdungen.

Die Selbst- und Fremdgefährdung der verwirrten Patienten unterscheidet sich von der Gefährdung im Rahmen anderer Psychosen, den sogenannten endogenen Psychosen, dadurch, daß Verwirrte sich und andere indirekt gefährden und diese Gefahr durch umfangreiche Therapie und allgemeine Betreuung mit Schutz- und Hilfestellung rasch gebannt werden kann. Weiters ist zu berücksichtigen, daß in den meisten Krankenhausstationen und in allen Alters- und Pflegeheimen verwirrte alte Menschen in großer Zahl betreut und beschützt werden müssen, was oft auch in diesen Bereichen einschränkende Maßnahmen erforderlich macht.

Würde das Unterbringungsgesetz alle verwirrten und schutzbedürftigen Patienten erreichen wollen, müßte man mit enormen Kosten rechnen. Somit sind alle Maßnahmen zu setzen, welche imstande sind, Einschränkungen der persönlichen Freiheit zu ersparen. Dazu gehören eben die aktivierende Pflege und die geriatrische Rehabilitation. Das heißt, man kann durch ausreichendes Personal Türen unversperrt lassen und durch intensivere Betreuung einschränkende Maßnahmen verringern. Ganz ohne diese Maßnahmen wird die Geriatrie natürlich nicht auskommen und es muß unser Anliegen sein, der Menschlichkeit und Würde alles andere unterzuordnen.

Wenn der Gesetzgeber auf dem Standpunkt steht, daß auch diese angeführten einschränkenden Maßnahmen einer Kontrolle unterworfen werden müssen, wäre jedoch das derzeitige Unterbringungsgesetz weder administrierbar noch finanzierbar. Denkbar wäre das Wahrnehmen dieser Aufgabe durch Patienten- oder Krankenhausanwälte ohne regelmäßige Einschaltung des Gerichtes.

Abschließend sei nochmals dankbar auf das Wirken des Krankenhausdirektors Hofrat Dr. Marksteiner hingewiesen, der auf dem Gebiet der Gerontopsychiatrie mutig neue Wege gegangen ist und Ziele für die Zukunft gewiesen hat.

Die Kinder der Patienten
Versuche einer Prävention

P. Stöger, M. Willms, E. Mückstein

Fragestellung

Im Psychosozialen Dienst Baden betreuen wir ein Klientel von ca. 260 Personen. 202 davon mit der Diagnose einer schizophrenen oder schizo-affektiven Störung. Durch unsere langjährigen Kontakte und damit eingehende Kenntnis der familiären Situationen stießen wir immer wieder auf Eltern von Klienten, die ebenfalls an einer schizophrenen Erkrankung leiden. Bei einer genaueren Erhebung war dies bei 24 Eltern von 202 Klienten der Fall. Erweitert man diese Zahl um die sogenannten Spektrumsstörungen (d.h. Borderline-Störungen, schizoide und paranoide Persönlichkeitsstörungen) so vergrößert sich die Zahl ganz wesentlich, in einem von uns nicht näher untersuchten Ausmaß.

Unter den von uns als schizophren erfaßten Eltern finden sich 19 (!) Mütter und nur 5 Väter. Diese Zahlen werden von uns dahingehend interpretiert, daß Männer zumeist früher von der Krankheit erfaßt werden, dadurch seltener feste Beziehungen eingehen und daß bereits erkrankte Frauen eine bessere soziale Integration finden als erkrankte Männer. Inwieweit eine kranke Mutter mehr zu einer Irritation des Kindes beiträgt als ein kranker Vater bleibt Spekulation. Zudem sind uns die Väter in vielen Fällen nicht bekannt, da sie frühzeitig die Familie verließen.

Der absolute Anteil an schizophrenen Eltern bei unseren Klientel von über 10% liegt weit über der in der Literatur beschriebenen Wahrscheinlichkeit von 4-5% [1]. Eine Erklärung dazu findet sich in der Zusammensetzung unseres Klientel. Der Psychosoziale Dienst ist eine Nachsorgeeinrichtung für ehemals stationäre Patienten und wird großteils von Personen mit einer schweren Pathologie, sehr häufig mit einem prozeßhaften Verlauf aufgesucht. Gut remittierende und vor allem auch gut sozial integrierte Patienten finden zumeist den Weg zum niedergelassenen

Nervenfacharzt. Damit ist auch bereits angedeutet, daß ein Großteil unseres Klientels eher unteren sozialen Schichten, mit zum Teil tristen sozialen Verhältnissen, entstammt. So meinen wir, daß sowohl die sozialen Lebensumstände als auch die Ausprägung der Pathologie, das Manifestwerden einer schizophrenen Störung in der zweiten Generation beeinflußt. Diese Einschätzung wird auch durch die High-Risk-Forschungen bestätigt. So betonen Wynn und Cool in ihrem Rochester-Forschungsprogramm, daß ein eher chronischer Verlauf der kranken Mutter ganz signifikant mit einem schlechteren Funktionsniveau des Kindes korreliert.

Die Klienten mit einem bekannt kranken Elternteil ersuchten wir um ein Interview zu diesem Thema. Bis dahin war dieses in auffälliger Weise in den Gesprächen kaum berührt worden. Die Interviews blieben nur sehr grob strukturiert und führten von der Frage nach der eigenen Krankheitseinsicht, zu Fragen nach einer eventuellen psychischen Erkrankung eines Elternteils, der Wahrnehmung dieser Erkrankung, den Auswirkungen der Erkrankung auf das Familienleben, möglichen Parallelitäten zur eigenen Erkrankung und zur Frage, in welcher Weise damals Entlastung und Hilfe erhofft und möglich gewesen wäre.

Ergebnisse

1. Die Frage nach der eigenen Erkrankung wurde mit drei Ausnahmen durchwegs bejaht. Dieser hohe Prozentsatz erklärt sich wohl daraus, daß das befragte Klientel durchwegs schon länger erkrankt ist (Minimum 1 Jahr) und in regelmäßiger Betreuung durch den Psychosozialen Dienst Baden steht. In unserer Arbeit im Psychosozialen Dienst nimmt die Auseinandersetzung mit der Krankheit und die Entwicklung einer Krankheitseinsicht ganz zentralen Raum ein.

2. Dem gegenüber fand sich eine ganz eindeutige Tendenz die Erkrankung eines Elternteils eher in Frage zu stellen, ja zu tabuisieren. Die Klienten neigten dazu, die Verhaltensauffälligkeiten, ja selbst schwerste Krankheitssymptome durch Erklärungen zu relativieren. Die Eltern hätten einen Krieg mitgemacht, hätten zu schwer gearbeitet, mit ihrem Ehepartner große Probleme gehabt.

Psychiatrieaufenthalte eines Elternteils werden kaum spontan erwähnt. Viele Auffälligkeiten werden als, durch die Lebensumstände etwas verschärfte Charakterzüge dargestellt.

3. Dessen ungeachtet schildern die Befragten sehr wohl zum Teil massive Beeinträchtigungen des Familienlebens durch den erkrankten Elternteil. Genannt wird hier vor allem das unberechenbare, in einigen Fällen auch aggressive Verhalten, die emotionelle Unerreichbarkeit, die emotionelle Vernachlässigung und auch der sehr ängstigende, gestörte Umgang mit der Wirklichkeit. Hier taucht oft die Frage auf, wer nun eine Situation richtig beurteile. Das Kind oder die Mutter. Betont wird auch die Rolle des gesunden Elternteils, der entweder kompensatorisch eine Vielzahl von Funktionen übernimmt, oder häufig auch die Familie verläßt.

4. In der Fremdbeurteilung lassen sich signifikante Ähnlichkeiten in der Psychopathologie zwischen erster und zweiter Generation feststellen. Die Antworten der Befragten zu einer eventuellen Parallelität bleiben heterogen. Bei einigen steht die häufig uneingestandene Angst, so zu werden wie die Mutter oder der Vater. Dies eher bei schwer chronischen Verläufen bei den Eltern oder sehr traumatischen Ereignissen wie einem Selbstmord eines Elternteils. Ein ursächlicher Zusammenhang, ev. sogar mit Schuldzuweisung wird bis auf wenige, die diffus die Vererbung ins Spiel bringen, kaum hergestellt.

5. Als Hilfe und Erleichterung wäre oft ein rechtzeitiges Eingreifen, z.B. in Form einer Klinikeinweisung, aber auch eine ausreichende Aufklärung erlebt worden. Fast alle Befragten betonen, weder als Kind noch als Jugendliche über die Krankheit eines Elternteils ausreichend informiert worden zu sein. Vielmehr seien sie immer mit einem großen Geheimnis konfrontiert gewesen.

Diskussion

Die Tendenz zur weitgehenden Tabuisierung ist teilweise Ausdruck des tatsächlichen Bemühens einer Familie nach Geheimhaltung einer psychischen Erkrankung. Nach außen und wohl auch nach innen. Vor allem wenn dies einen Elternteil betrifft. Ein später ebenfalls erkranktes Kind dürfte diesen Prozeß sogar noch verstärken. Nun kann sich die ganze familiäre und öffentliche Aufmerksamkeit dem neuen Kranken zuwenden und dahinter bleibt der alte mehr und mehr verborgen. So überträgt sich dann auch in einigen Familien ganz deutlich die Symptomträgerrolle oder auch Sündenbockrolle auf das erkrankte Kind, was zu einer Stabilisierung des kranken Elternteils führen kann.

Daneben sehen wir aber in der Tendenz zur Tabuisierung der Krankheit eines Elternteils auch einen Ausdruck der großen Beunruhigung und Ängstigung, den eine solche für ein Kind bedeutet. Neigen neurotische Klienten häufig dazu, sich selbst durch Schuldzuweisungen an die Eltern zu entlasten, so fehlt diese Neigung bei den bei uns befragten Personen weitgehend. Spekulativ könnte man meinen, daß für einen psychotischen Menschen mit sehr instabilen Abgrenzungen zum primären Objekt eine ähnlich geartete Erkrankung dieses Objekts zu gefährlich, zu bedrohlich ist und deshalb verleugnet werden muß.

Die von unseren Klienten beschriebenen Auswirkungen auf das Zusammenleben in der Familie fügen sich als Beispiele in die reichhaltige Literatur über Doubel-bind und Expressed-emotion-Konzepte über Familien Schizophrener. Betonen möchten wir an dieser Stelle die zeitweise fehlende Möglichkeit des Kindes, die Handlungen und Reaktionen eines Elternteils zu antizipieren, zu berechnen, in Bezug zu den sich entwickelnden, inneren Strukturen zu bringen. Dadurch fehlt die Erfahrung von konstanten Zusammenhängen zwischen kognitiven Inhalten und Emotionen, was, wie von Ciompi [3] beschrieben, zur späteren Affektdissoziation führen kann. Des weiteren bedeuten derartige Lebensumstände einen permanenten Alarmzustand, der bei Kindern zu den verschiedensten Angststörungen führt und im Sinne eines Mediators nach Ciompi, bei entsprechender Veranlagung, den Weg zur Psychose bereitet. Auch der gestörte Umgang mit der Wirklichkeit, das Verschwimmen der Grenzen zwischen Phantasie und Wirklichkeit verhindert die Ausbildung einer verbindlichen Realität.

Eine ganz zentrale Rolle im Familiengefüge kommt dem gesunden Elternteil zu. Dies wird auch in der Rochester-Risiko-Forschung [2] bestätigt. Dort untersuchte man ausschließlich Söhne schizophrener Mütter. Es zeigte sich ein signifikanter Zusammenhang der sozialen und kognitiven Kompetenz der Kinder mit der Wärme und Ausgeglichenheit der Aktivität in der Vater-Sohn-Interaktion. Ein stabiler, empathischer Elternteil vermag also vieles auszugleichen.

Im Interview selbst bestand deutlich die Tendenz zur Tabuisierung der Erkrankung eines Elternteils und vor allem auch eventueller Zusammenhänge mit der eigenen Erkrankung. Bei einigen Befragten setzte dieser, durch das Interview bedingte, wenn auch vorsichtige Bruch des Tabus ein neues Bedürfnis nach Auseinandersetzung mit dieser Thematik frei. In den darauf folgenden Gesprächen sprachen die Klienten dann erstmals von sich aus über die zur Überlebensfrage gewordene Abgrenzung von der kranken Mutter, über den permanenten Kampf um diese Abgrenzung. Immer wieder unterbrochen von krisenhaften Phasen der Identifikation. In diesen Krisen traten dann Phantasien auf, sich in der Phantasiewelt der Mutter zu verlieren und keinen Weg mehr hinaus zu finden oder in der Umkehrung, in der Krise die kranke Mutter in sich zu tragen und mit der Genesung wieder auszustoßen.

Die Frage nach einer wünschenswerten Hilfestellung führt uns bereits in die Richtung einer eventuellen Prophylaxe. Relativ einhellig kommt der Wunsch nach einer rechtzeitigen Intervention in Form einer Behandlung und nötigenfalls auch Klinikeinweisung des kranken Elternteils. Durch das derzeit geltende Unterbringungsgesetz sind die Interventionsmöglichkeiten gering. Gefährdung des psychischen Wohlergehens und der Entwicklung eines Kindes infolge psychotischer Erkrankung eines Elternteiles kommen im Gesetz nicht vor. Die Heilpädagogische Station in der Hinterbrühl beobachtet dementsprechend in den letzten beiden Jahren ein drastisches Ansteigen der schwer verhaltensgestörten Kinder und Jugendlichen mit einem psychisch kranken Elternteil, wobei die schwere Störung der Eltern immer wieder mit der therapeutischen Arbeit mit den Kindern interferiert [4].

Aufklärung und Beratung des betroffenen Kindes und Jugendlichen ist der zweite im Interview geäußerte Wunsch. Dazu kommt unsere Erfahrung aus vielen Jahren PSD-Arbeit, daß an einer Psychose erkrankte Eltern immer wieder von ihrer Sorge berichten, die Kinder durch ihre Erkrankung zu belasten, und daß diese Eltern durch die Schwierigkeiten in der Erziehungsarbeit besonders leicht verunsichert sind. Vorschläge, mit den Kindern geeignete Einrichtungen wie z.B. die Ambulanz der

Heilpädagogik aufzusuchen, blieben zumeist ergebnislos, da unsere Klienten den Weg zu einer neuen, unbekannten Institution scheuen.

Im Oktober 1992 starteten wir in Zusammenarbeit mit der Heilpädagogik in der Hinterbrühl ein Pilotprojekt. Eine klinische Psychologin, ehemals Mitarbeiterin der Heilpädagogik, besucht seither regelmäßig den PSD in Baden. Dadurch steht der Psychologin in ihrer Arbeit mit den Kindern und Jugendlichen und ihren Familien unser ganzes Wissen aus einem, häufig jahrelangen Kontakt mit den Klienten zur Verfügung. Für die Klienten ist der bereits ausgetretene Weg in den Psychosozialen Dienst viel leichter zu gehen als wo anders hin. Am Beginn steht bei einigen noch die Reserviertheit, ihre Kinder könnten bei einem Besuch bei uns pathologisiert werden. Wir vermeiden jedoch jeden Druck und versuchen, die bereits geäußerten Bedürfnisse der Eltern aufzugreifen.

Bisher nahmen überwiegend bei uns als Klienten geführte Mütter mit ihren Kindern im Alter zwischen 4 und 12 Jahren unser Angebot an. Die Tätigkeit der klinischen Psychologin beinhaltet zunächst die Testung und klinisch-diagnostische Abklärung der Kinder und Jugendlichen, sowie in einigen Fällen, wo dies dringend notwendig erscheint, weiterführende psychotherapeutisch-beratende Sitzungen. Weiters werden Gespräche mit der ganzen Familie geführt und in einigen Fällen ist von den Eltern in erster Linie eine Beratung in Erziehungsfragen gewünscht. Relativ oft haben sich auch Fragestellungen im Rahmen eines Scheidungskonfliktes und der Besuchsrechtregelung ergeben, die der Beratung oder Begutachtung bedürfen.

Bei den Kindern der bisher untersuchten Gruppe konnten überwiegend Angststörungen in alterstypischer Ausprägung beobachtet werden. Die Kinder wirken häufig in großer Abhängigkeit vom psychisch kranken Elternteil gebunden, besonders dann, wenn die erkrankte Person die Mutter ist. Wir erleben die Kinder entweder unsicher, unselbständig, ängstlich, wenig selbstbewußt, im Sozialkontakt ungeübt oder aggressiv, ungebremst. Die intensive symbiotische Beziehung zwischen Mutter und Kind entsteht einerseits dadurch, daß diese Mütter einen Gutteil ihrer Bedürfnisse nach Zuwendung, Stabilität und Identität über das Kind beziehen und daher in hohem Ausmaß von der Beziehung zum Kind abhängig sind. Das spezifische an dieser Art von Bindung und der Unterschied zu permament aufrechten, pathologisch symbiotischen Mutter-Kind-Beziehung liegt nach unseren Beobachtungen hauptsächlich in jenem problematischen Beziehungsmuster, das durch die psychotische Erkrankung eines Elternteils zu erwarten ist. Die Erkrankung bringt es mit sich, daß das Kind unvermutet, ohne die Möglichkeit einer konkreten Einsicht in die Zusammenhänge, und ohne die Veränderung in der Beziehung zur Mutter mit seinen eigenen Gefühlen und seinem eigenen Verhalten logisch in Verbindung bringen zu können, vor der Tatsache steht, daß sich die Mutter ganz anders verhält, offensichtlich anders denkt und fühlt als zuvor. Der erkrankte Elternteil ist dann eventuell emotional unbeteiligt, distanziert, emotionell expansiv oder auch aggressiv, bedrohlich. Eine psychotische Erkrankung bedeutet für das Kind jedenfalls eine enorme

Verunsicherung und Bedrohung in der Beziehung zum betroffenen Elternteil, noch dazu muß es jederzeit damit rechnen, daß dieses destabilisierende Ereignis relativ unvorhergesehen wieder eintreten kann. Eine bis dahin enge Beziehung verliert dadurch die Sicherheit und Beständigkeit, die Kinder so sehr für ihre Entwicklung brauchen. Unberechenbarkeit und reale Bedrohung fördern den Verlust des Vertrauens in Beziehungen schlechthin, aber auch in die Fähigkeit, durch das eigene Verhalten etwas Vorhersehbares bewirken zu können.

Beides zusammen, Instabilität in der Beziehung und Verlust des Vertrauens in die Kontrollmöglichkeit von Ereignissen durch die Steuerung des eigenen Verhaltens, erklären im Wesentlichen die psychische Problematik, die uns die Kinder präsentieren. Die Reaktionen auf diese Erfahrungen sind zum einen Verlustängste, auf die das Kind mit vermehrten Bindungswünschen reagiert. Gleichzeitig erlebt sich das Kind wegen des Kontrollverlustes ohnmächtig, ausgeliefert und hilflos, so daß es auch deshalb besonders auf die Mutter angewiesen ist. Die Mutter selbst reagiert auf Appelle ihres Kindes mit der eigenen Bedürftigkeit, oft aber auch mit Schuldgefühlen und dem Gefühl, das Kind eine Zeit lang nicht genug versorgt, betreut und geliebt zu haben. Damit ergibt sich auf beiden Seiten eine enorme Verletzlichkeit, die bei den Müttern häufig zu erzieherischer Inkonsequenz, Durchlässigkeit in der Grenzziehung und damit wiederum zu reduzierter Verläßlichkeit und Verbindlichkeit führt. Auf der Basis dieses Autonomie-Abhängigkeitskonfliktes zeigen die Kinder alterssspezifisch und situationsabhängig diverse Angststörungen und die entsprechenden Verhaltensmuster als Bewältigungs- und Kompensationsstrategien.

Junge Kinder äußern diese Ängste vor allem in Verlust- und Trennungsängsten, Gewissensängsten und Umweltängsten (Gespenster, Dunkelheit, etc.). Später zeigen sich eher Kontakt- und Leistungsängste, Alpträume und Ängste, die die eigene, meist körperliche Integrität betreffen.

Von diesen Beobachtungen und diesen ersten Einsichten in die Gefühlswelt der betroffenen Kinder lassen sich einige allgemeine Interventionsstrategien ableiten, die unabhängig vom jeweiligen Störungsbild um bestimmte Themen kreisen:

1. Tabuisierung der Krankheit in der Familie

In allen beobachteten Fällen hat sich gezeigt, daß die psychische Erkrankung des Elternteils massiv tabuisiert wird. Die Krankheit ist in der Familie kein Gesprächsthema, keinesfalls wird darüber offen und informativ mit dem Kind gesprochen. Kindlichen Fantasien und Befürchtungen sind damit Tür und Tor geöffnet.

Alle Kinder haben aber großes Interesse gezeigt, etwas über die Erkrankung zu erfahren. Wenn die Eltern des betreffenden Kindes keine Einwände haben, wird versucht, dem Kind das Krankheitsgeschehen in altersgemäßer Form zu erklären.

2. Schuldgefühle

Sowohl jüngere als auch ältere Kinder sind davon betroffen. Die große Abhängigkeit des jungen Kindes und die Allmachtsphantasien im Rahmen des magischen Weltbezuges bewirken, daß sich das junge Kind an der Erkrankung eines Elternteils beteiligt fühlt. Es könnte durch sein Verhalten die Mutter krank gemacht haben. Die unvermittelte emotionale Distanzierung oder Ablehnung des Kindes durch den kranken Elternteil bezieht das Kind auf sein eigenes Verhalten. Es könnte schlimm, zu anstrengend, zu böse gewesen sein. Ein Vorwurf, der nicht selten tatsächlich leichtfertig und unüberlegt von einem Elternteil ausgesprochen wird.

Hier versuchen wir zu erklären, daß das Kind, sollte es auch noch so schlimm gewesen sein, keinerlei Schuld an der Erkrankung eines Elternteils tragen kann.

Bei älteren Kindern resultieren die Schuldgefühle eher aus ambivalenten Gefühlen dem kranken Elternteil gegenüber. Eine psychisch kranke Mutter, ein psychisch kranker Vater kann oft sehr unangemessen reagieren, verletzt das Kind unter Umständen in vielfacher Hinsicht und setzt es bedrohlichen Situationen aus. Die älteren Kinder schämen sich auch manchmal, so einen Elternteil zu haben. Das alles bewirkt Gefühle der Wut und des Zornes. Die daraus entstehenden aggressiven Regungen des Kindes gegen den Elternteil treffen nun auf einen schwachen, verletzlichen und zugleich auch unberechenbaren und damit besonders bedrohlichen, ja vielleicht sogar gefährlichen Menschen. Diese Konstellation erzeugt nur allzu leicht große Schuldgefühle und in der Verdrängung der Aggression auch große Angst. Beides also Gefühle die ein Wahrnehmen und Äußern dieser Wut verhindern.

Dementsprechend versuchen wir durch das Ansprechen und Klären derartiger negativer Gefühle eine Entlastung zu schaffen.

3. Verlustängste und Selbstwertgefühl

So wenig sich die Kinder als Schuldige fühlen sollen, so wenig sollen sie sich auch als Ziel, als Objekt krankhafter Gefühls- und Verhaltensäußerungen fühlen. Vor allem beim jungen Kind kann das emotionelle Unbeteiligtsein, der Distanziertheit, die emotionelle Expansion oder die Aggression einer kranken Mutter nur allzu leicht als ein Nicht-mehr-geliebt-werden, als direkte Ablehnung durch die Mutter aufgefaßt werden. Das Kind erfaßt nicht, daß die Mutter es im Moment nicht lieben und versorgen kann, es bezieht diesen Zustand auf sich selbst und empfindet „ich bin nicht liebenswert" und „es kann ganz leicht passieren, daß ich die Liebe und Fürsorge meiner Mutter verliere".

Um Verlustängste und Selbstwertprobleme soweit als möglich hintanzuhalten, bedarf es einer Aufklärung und Unterstützung, die wahrscheinlich bei jeder Krise wiederholt werden muß. So bieten wir den Kindern an, uns bei jeder Krankheitsphase eines Elternteils aufzusuchen.

4. Übergroße Verantwortung des Kindes

Viele Kinder sind durch ihre Erfahrung im Wahrnehmen der Erstsymptome geschult und oft die Ersten, die mit einer akuten Krisensituation konfrontiert werden. Hier sehen wir unsere Aufgabe darin, mit dem Kind ein Krisenmanagement zu erarbeiten, gemeinsam zu überlegen, wen man informieren kann, ohne einen Verrat zu begehen. Wer kann außerhalb der Familie noch Verantwortung für die Situation übernehmen und wer kann vor allem auch dem Kind eine Stütze sein?

Aus familiendynamischer Sicht erleben wir die betroffenen Kinder oft auf der Elternebene agierend. Vor allem ältere Kinder und Jugendliche übernehmen große Verantwortung für die Alltagsbewältigung und für wichtige Entscheidungen in der Familie. Damit sind Kinder naturgemäß überfordert. Wenn möglich versuchen wir, Anstoß für eine Veränderung der Machtverhältnisse in der Familiendynamik zu geben.

5. Stützung der Erziehungskompetenz des kranken Elternteils

In der Arbeit mit den Familien, die zum Teil von der Kinderpsychologin in Zusammenarbeit mit dem behandelnden Psychiater des Psychosozialen Dienstes geführt wird, versuchen wir, unsere Interventionen auf das Problem der Erziehungsarbeit zu fokussieren, da ein breiterer Ansatz ins Uferlose führen würde. Hier erscheint es uns vor allem wichtig, Polarisierungen und die Bildung von rigiden Koalitionen in der Familie zu vermeiden. Aus familiendynamischer Sicht fällt nämlich besonders das Macht-Ohnmachtsgefälle im System auf. Erstaunlicherweise sehen wir das Kind oft auf der Seite des Schwachen, meistens mit dem psychisch kranken Elternteil in Koalition. Das ist besonders dann der Fall, wenn die Mutter die erkrankte Person ist. Im Interesse der gesunden Entwicklung des Kindes ein guter Grund, die Erziehungskompetenz des kranken Elternteils zu stärken, was leider nur allzu oft an die, durch die Krankheit gesetzten Grenzen stößt.

Zusammenfassung

Die Gefahr der Weitergabe einer psychotischen Störung ist im spezifischen Klientel eines psychosozialen Dienstes deutlich größer als beim Durchschnitt der an Schizophrenie erkrankten Personen. Anhand von Interviews mit schizophrenen Klienten in der 2. Generation und anhand von Erfahrungen mit Kindern schizophrener Klienten, werden die Belastungen, denen Kinder schizophrener Eltern ausgesetzt sind und deren Bewältigungsversuche dargestellt. Weiters wird versucht, einige konkrete Strategien zur Unterstützung dieser Kinder zu entwickeln.

Literatur

1. Scharfetter C (1986): Schizophrene Menschen. Urban und Schwarzenberg, Wien
2. Wynne L C (1985): Das Rochester-Risikoforschungsprogramm – Die Diagnosen der Eltern und die Familienbeziehungen in neuer Sicht: Psychotherapie und Soziotherapie der Schizophrenie. Springer, Berlin Heidelberg New York Tokyo
3. Ciompi L (1982): Affektlogik. Klett Cotta, München
4. Tatzer E (1993): Zur Arbeit mit „verrückten" Eltern in einer kinderpsychiatrischen Einrichtung – oder vom Versuch, Realität herzustellen, und dem Risiko, sie dabei zu verlieren. Unveröffentlichtes Manuskript

Psychose und Kunst

L. Navratil

Die Betreuungskontinuität ist in der Psychiatrie eine Variable, deren Bedeutung nicht hoch genug eingeschätzt werden kann. Ernst Herbeck war von 1946 bis zu meiner Pensionierung, also während meiner gesamten vierzigjährigen Dienstzeit, mein Patient, Johann Hauser 37 Jahre lang, Oswald Tschirtner 32 Jahre lang, August Walla 26 Jahre lang. Ohne diese langen Karrieren als Patienten und ohne die Kontinuität der Betreuung gäbe es heute keine Künstler aus Gugging. Dieses Maximum an Betreuungskontinuität wurde durch Umstände ermöglicht, die selten gegeben sind, die aber in den früheren Anstalten vorhanden waren. Es gab Langzeitpatienten und es gab Ärzte, die ihre berufliche Laufbahn ebenfalls in der Anstalt verbrachten.

Ein Höhepunkt in der Betreuung unserer künstlerisch tätigen Patienten war zweifellos die Gründung des „Hauses der Künstler" im Jahre 1981, die wir Hofrat Dr. Marksteiner verdanken. Ein kleiner Pavillon, am Waldrand in freundlicher Umgebung gelegen, wurde zum Wohnhaus jener Patienten, die schon etliche Jahre vorher als Zeichner und Dichter bekannt geworden waren. Zur Zeit bewohnen elf künstlerisch tätige Patienten dieses Haus. Das Haus der Künstler ist zwar eine Station des Krankenhauses, mit Ärzten, Schwestern und Pflegern; es hat sozusagen alle Vorteile, die eine solche Institution bieten kann, aber es fehlt der Krankenhauscharakter. Das Haus der Künstler ermöglicht eine lebhafte Kommunikation mit der Außenwelt. Besucher kommen, unterhalten sich mit den Patienten, bewundern ihre Werke. Durch das Medium Kunst erfolgt ein Austausch, wobei die Patienten nicht die Nehmenden, sondern die Gebenden sind.

Die familiäre Atmosphäre dieses Hauses hatte eine außerordentlich günstige Wirkung auf das psychische Befinden und soziale Verhalten der chronisch kranken, seit langer Zeit hospitalisierten Patienten. Der Autismus besserte sich, Erregungszustände traten nicht mehr auf.

Nach meinem Wissen gibt es bis heute in keiner anderen psychiatrischen Anstalt ein eigenes Haus, das einer Gruppe künstlerisch tätiger Patienten als Wohn- und Arbeitsstätte dient, in dem sie psychiatrisch behandelt und als Künstler gefördert werden.

Herr Dr. Johann Feilacher, der gleichzeitig Arzt und professioneller Bildhauer und Maler ist, hat drei Jahre mit mir zusammengearbeitet und ist seit 1986 der Leiter des Hauses der Künstler.

Mit der langen Dauer und Kontinuität meiner Arbeit hängt es zusammen, daß ich im Jahre 1966 auf Einladung von Herrn Professor Bleuler an der Psychiatrischen Universitätsklinik Zürich einen Vortrag über Psychose und Kunst halten durfte und heuer – also 27 Jahre später – bei Herrn Professor Hell, dem Nachfolger von Professor Bleuler an der gleichen Klinik, im selben Hörsaal, über das gleiche Thema nocheinmal sprechen durfte.

Von dem Direktor des Setagaya Art Museums in Tokio war ich eingeladen worden, bei einem Symposium, das vor wenigen Tagen stattfand, über Outsider-Kunst zu sprechen. Mein heutiger Vortrag wird, etwas verändert und den anderen Verhältnissen entsprechend, im wesentlichen diesem Vortrag folgen. Ich werde die Geschichte der Outsider-Kunst, wie ich sie jetzt sehe, in großen Zügen nachzuzeichnen versuchen und Ihnen hierauf vier unserer prominentesten Gugginger Künstler vorstellen.

Im Setagaya Museum läuft derzeit die Ausstellung „Parallel Visions", in der 34 sogenannte Outsider gemeinsam mit einer etwa gleich großen Gruppe professioneller Künstler gezeigt werden. Diese Ausstellung wurde im Los Angeles County Museum konzipiert und dort zum erstenmal gezeigt, ging dann nach Madrid und Basel und hat jetzt in Japan ihre letzte Station. Unter den Bildern der Outsider befinden sich auch drei Arbeiten von Johann Hauser und drei von August Walla [23].

Ich habe die Geschichte der Outsider-Kunst in drei Stadien oder drei Phasen eingeteilt:

1. Das Stadium der Entdeckung. Das ist das Stadium der Psychiatrie. Es erstreckt sich vom 19. Jahrhundert bis in die Zwanziger-Jahre und ist durch die Namen Cesare Lombroso [10], Marcel Reja [20], Walter Morgenthaler [11] und Hans Prinzhorn [18] gekennzeichnet.

2. Phase des Kampfes um die Anerkennung als Kunst. Diese Phase ist mit dem Namen des französischen Malers Jean Dubuffet verbunden [6, 22].

3. Das jetzige Stadium der öffentlichen Anerkennung der Outsider-Kunst. Nun ist Outsider-Kunst in Gefahr, eine Modeerscheinung zu werden, charakterisiert durch zunehmende Kommerzialisierung, Ästhetizismus und Integration in die zeitgenössische Kunst.

Waren es einerseits einzelne hervorragende Psychiater, welche die Kunstleistungen unserer Patienten entdeckt hatten, so war es andererseits die offizielle Psychiatrie, welche die größten Hindernisse für ein Verständnis und eine Würdigung dieser Kunst aufbaute. Walter Morgenthaler, dessen Buch über Adolf Wölfli „Ein Geisteskranker als Künstler" 1921 erschienen ist, erzählte viele Jahre später meinem Freund Alfred Bader, daß ihm dieses Buch seinerzeit mehr geschadet als genützt habe. Es wurde von den psychiatrischen Kollegen nicht ernstgenommen [1]. Auch das 1922 erschienene Buch „Bildnerei der Geisteskranken" von Hans Prinzhorn hat bei den zeitgenössischen Künstlern, nicht aber bei den Psychiatern Anklang gefunden. Und der berühmte Psychiater Ludwig Binswanger erblickte noch 1956 im Fehlen jeglicher Beziehung zu künstlerischen Vorbildern und Überlieferungen den entscheidenden Beweis dafür, daß Kunst und schizophrene Bildnerei unvereinbare Begriffe seien [2].

Nun ist gerade jenes Kriterium, das Binswanger bewog, Arbeiten psychiatrischer Patienten nicht als Kunst zu betrachten – nämlich die fehlende Beziehung zur kulturellen Kunst – zu einem der Hauptkriterien jener Kunst geworden, die der französische Maler Jean Dubuffet als Art brut bezeichnet hat. „Art brut" heißt soviel wie „naturbelassene", „ungeschönte Kunst" [22].

Dubuffet unternahm 1945 eine Reise in die Schweiz, wobei er in der Anstalt Waldau bei Bern die Werke der schizophrenen Patienten Adolf Wölfli und Heinrich Anton Müller entdeckte und in Lausanne die schizophrene Patientin Aloise Corbaz und ihre außergewöhnlichen Zeichnungen kennenlernte.

Dubuffet leitete einen Umschwung in der künstlerischen Bewertung solcher Arbeiten ein. Er hat sich dreißig Jahre lang, nämlich bis zu seinem Tode 1985 für die Anerkennung dieser Kunst eingesetzt. Man kann sagen, die zweite Phase in der Geschichte der Outsider-Kunst beginnt 1945 mit Dubuffets Reise in die Schweiz; sie endet wahrscheinlich 1985 mit dem Tode Dubuffets.

Diese zweite Phase in der Geschichte der Outsider-Kunst, die zu deren weitgehender Anerkennung geführt hat, ist durch die ausgesprochen antipsychiatrische Einstellung Dubuffets charakterisiert.

Dubuffet betonte, daß auch Menschen, die nicht in psychiatrischen Anstalten leben, wenn sie sozial weitgehend isoliert sind, Art brut hervorbringen können. Die Arbeiten, die in den Therapiestuben und Mal-Ateliers der psychiatrischen Kliniken entstehen, seien jedoch künstlerisch belanglos; sie seien imitativ; es fehle ihnen das Selbsterfundene und die innere Notwendigkeit, so zu sein, wie sie sind.

Jean Dubuffet, mit dem ich seit 1969 korrespondierte, schätzte unsere Arbeit in Gugging und nahm viele Gugginger Künstler in seine Collection de l'Art brut auf. Das war für mich eine große Ermutigung [24].

Heute befinden wir uns in der Phase drei der von mir vorgeschlagenen Einteilung, also im Stadium einer weitgehenden Anerkennung der Outsider-Kunst. Es werden laufend neue Outsider entdeckt und deren Werke zum Kauf angeboten. Im Jänner 1994 wird eine Outsider Art-Messe in New York stattfinden. Viele Kunstgalerien sehen eine neue Einnahmequelle darin.

Der Äthetizismus äußert sich in einer ideologischen Abtrennung der Werke von ihrer Herkunft aus der Psychiatrie und vom Einfluß der Psychose. Kunstwissenschaftlern, Museumsdirektoren und einem Teil des kunstinteressierten Publikums ist eine möglichst weitgehende Distanzierung der Outsider-Kunst von der Psychiatrie sehr willkommen. Schon

1976 hat Bader auf die zunehmende Tendenz im Kunstbetrieb hingewiesen, die Werke kranker Künstler nicht als solche zu akzeptieren, sondern „nur als Kunst", genauso wie sie von einer früheren Generation „nur
als Krankheitszeichen" verstanden werden wollten [1].

Lombroso, Reja, Morgenthaler, Prinzhorn waren Psychiater. Für sie
war es keine Frage, daß die ungewöhnlichen Schöpfungen ihrer Patienten
mit deren geistiger Verfassung etwas zu tun hätten. Aber auch die große
Zahl hospitalisierter psychiatrischer Patienten unter den Art brut-Künst-
lern in Dubuffets Kollektion macht die Annahme unwahrscheinlich, daß
die Krankheit für die Kunst dieser Menschen nicht von Bedeutung ist.

Jean Dubuffet wollte Art brut von den Kunstgalerien und den Museen
moderner Kunst fernhalten. Das ist ihm nicht gelungen. Heute ist Art
brut in den sogenannten Hauptstrom der modernen Kunst integriert. Die
Schwierigkeiten in der Durchsetzung dieser Kunst sind überwunden. In
der Schweiz wurde vor kurzem eine Briefmarke mit einem Werk der
langjährig hospitalisierten schizophrenen Patientin Aloise Corbaz gedruckt. Eine Ausstellung jagt die andere. Man will Outsider womöglich
zusammen mit professionellen Künstlern ausstellen.

Es besteht eine Tendenz, Insider und Outsider nicht nur nebenein-
ander auszustellen, sondern auch den Unterschied zwischen Insidern und
Outsidern zu verwischen und nur mehr von der „äthetischen Qualität" zu
sprechen.

Es ist mir wichtig, zu betonen, daß mein Interesse und mein Enthusiasmus für die Kunst der Patienten aus meiner praktischen psychiatrischen Tätigkeit unmittelbar hervorgegangen ist und daß dadurch
meine ästhetischen Überlegungen den Zusammenhang mit den Menschen, die sich spontan oder auf Wunsch zeichnend und schreibend äu-
ßerten, nie verloren haben. Vor kurzem bin ich gefragt worden, ob ich
lieber Direktor eines Art brut-Museums als Psychiater geworden wäre. Das
Gegenteil ist der Fall: Ich betrachte es als Glück und ein Privileg, daß ich
Künstler wie Johann Hauser, Ernst Herbeck, August Walla, Oswald
Tschirtner entdecken und fördern konnte, jahrzehntelang an der Entstehung ihrer Werke Anteil haben durfte und ihnen menschlich nahege-
standen bin. Ich bin deshalb ein Gegner eines rein ästhetischen Umganges mit der Kunst unserer Patienten und einer Abspaltung des Künstlerischen von dem dahinter stehenden Menschlichen.

Die Heimat der Outsider-Kunst ist die Psychiatrie.

Ich will jetzt über mein eigentliches Thema „Psychose und Kunst"
sprechen.

Johann Hauser

Johann Hauser wurde 1926 als unerwünschtes Kind einer 37-jährigen
Witwe geboren; er hat seinen Vater nicht gekannt. Hauser leidet mit gro-
ßer Wahrscheinlichkeit an einer frühkindlichen zerebralen Schädigung.
Er hat zwei Klassen Volksschule besucht, hat aber das Lesen, Schreiben,
Rechnen nicht erlernt. Er kann nur seinen Namen schreiben, kann in-

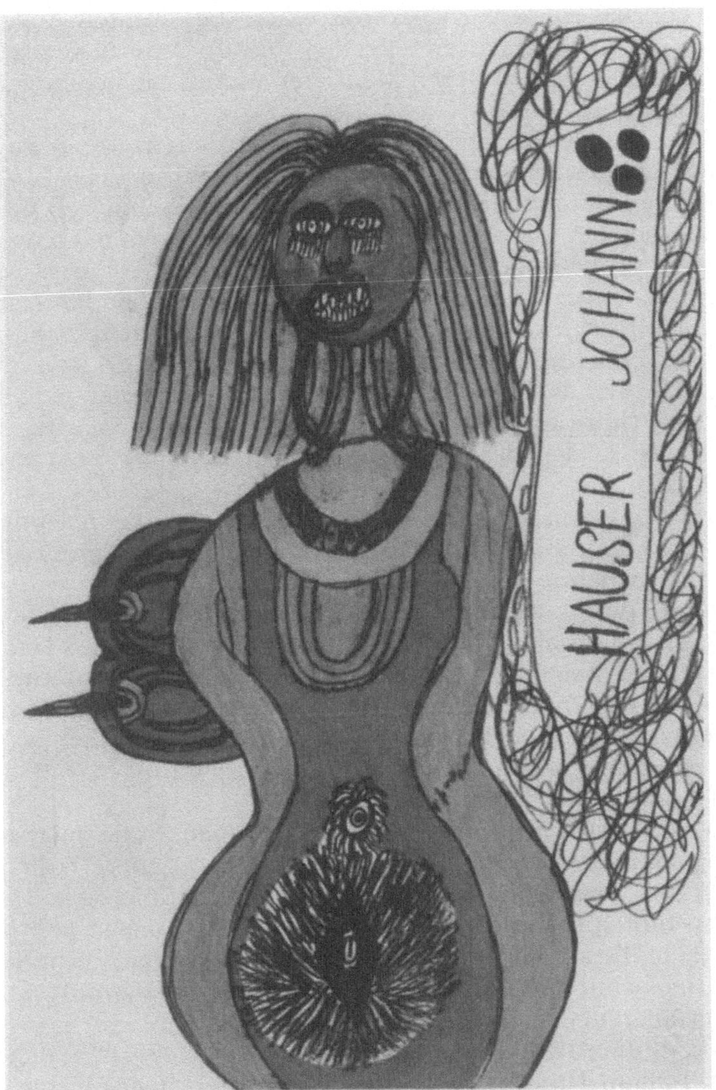

Abb. 1. Johann Hauser, Idol, 1969, 40 × 25,5 cm, Bleistift und Farbstifte

nerhalb der ersten Dekade nicht rechnen. Er hate eine um 12 und eine um 13 Jahre ältere Schwester, die geistig normal waren. Hauser stammt aus Preßburg. Er kam 1943 mit seiner Mutter in ein Umsiedlerlager in Niederösterreich und von dort ins psychiatrische Krankenhaus, wo er bis heute verblieb. Es stellte sich heraus, daß Hauser neben seiner zerebralen Schädigung an einer manisch-depressiven Krankheit leidet. Ich kenne Hauser seit 1947, habe ihn zum Zeichnen angeregt und habe seine künstlerische Laufbahn durch Publikationen und Ausstellungen gefördert [14].

Für Hauser werden die Figuren während des Zeichnens lebendig. Er zeichnet mit großer Kraft, geht beim Aufbau des menschlichen Körpers zunächst konstruierend vor, aber von einem bestimmten Augenblick an beginnt er mit seinen Figuren zu reden und über sie zu reden und malt sich aus, wie sie auf die anderen Menschen wirken, sie beeindrucken oder erschrecken werden (Abb. 1).

Die Zeichnungen Johann Hausers erinnern einerseits an Puppen und Spielzeuge, andererseits an archaische und prähistorische Idole. Neben den Sex-Idolen mit ausgeprägten primären und sekundären Geschlechtsmerkmalen spielen die Mutteridole im zeichnerischen Oeuvre Johann Hausers eine große Rolle. Ich erinnere mich noch gut daran, wie Hauser eines Tages in mein Zimmer kam, ein sorgfältig gefaltetes Zeitungsblatt aus der Innentasche seines Rockes nahm und es entfaltete. Es zeigte die Königin Elisabeth von England. Hauser sagte, er werde sie zeichnen. Er arbeitete an einem Nebentisch in meinem Arbeitszimmer, täglich zwei bis drei Stunden (mit vielen Rauchpausen). Innerhalb einiger Tage entstand sein Werk. Als Hauser diese Zeichnung schuf, befand er sich in einer manischen Phase.

Ohne seine manische Erkrankung hätte Hauser das Zeichnen nie gelernt. In der Manie hatte er den Mut, andere Zeichner unter seinen Mitpatienten nachzuahmen, ja zu plagiieren. Er nahm deren Zeichnungen an sich, zog mit kräftigeren Strichen die Konturen nach und setzte seine Unterschrift dazu. Damals konnte man noch nicht ahnen, daß Hauser unter allen Gugginger Zeichnern der berühmteste werden sollte. Die Kraft seiner Strichführung und die Begeisterung für das Motiv standen mit seinen manischen Zuständen in Einklang. Rückblickend kann man sogar sagen, daß die künstlerische Qualität der Hauser-Zeichnungen mit dem Grad seiner Manie Hand in Hand geht.

Hauser blätterte gern in illustrierten Zeitungen. Es faszinierten ihn die darin abgebildeten Schönheiten. In seinen manischen Zuständen entschloß er sich manchmal eine dieser Frauen zu zeichnen. Neben den weiblichen Idolen finden sich im Werk Johann Hausers viele Symbole der Männlichkeit, die an die Spielzeuge von Buben erinnern, zum Beispiel ein buntes Kriegsschiff mit Fahnen und Kanonen, ein schnittiges Flugzeug, ein Panzerfahrzeug.

1979 fand die Ausstellung „Outsiders" in der Hayward Gallery in London statt. Johann Hauser war daran beteiligt. Ich flog mit ihm, begleitet von Herrn Dr. Josef Bittner, nach London zur Besichtigung der Ausstellung. 1979/80 hatte Hauser große Einzelausstellungen in der Städtischen Galerie im Lenbachhaus, München, in der Kunsthalle Köln und gemeinsam mit Oswald Tschirtner im Museum des 20. Jahrhunderts in Wien. Hauser ist neben August Walla zu einem der bekanntesten lebenden Art brut-Künstler geworden.

Neben den schweren monatelang dauernden manischen Phasen bestanden bei Hauser depressive Phasen, wobei die psychomotorische Hemmung im Vordergrund stand. In den depressiven Phasen, in denen Spontaneität und Expansivität fehlten, mußte Hauser zum Zeichnen aufgefordert werden; man durfte ihm aber keine schwierigen Aufgaben stellen. Er zeichnete dann auf Wunsch ein Herz, ein Viereck, eine Schlange. Auch

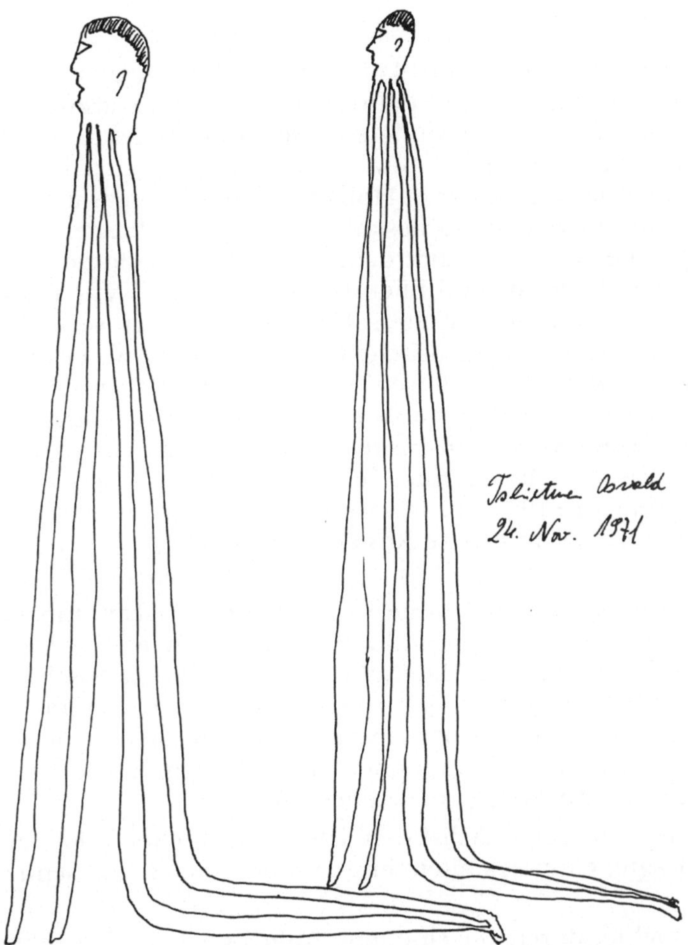

Abb. 2. Oswald Tschirtner, 2 kniende Menschen, 1971, 21 × 15 cm, Feder und
Tusche

diese in der Depression entstandenen Arbeiten sind teilweise von hoher
künstlerischer Qualität. Die geringste künstlerische Qualität haben Hausers Arbeiten, wenn er sich in einem Intervall zwischen seinen manischen
und depressiven Phasen befindet.

Hauser ist nicht imstande zu naturalistischem Abzeichnen, er ist auch
manuell ungeschickt. Dennoch muß man ihm eine vielfältige, schwer zu
analysierende zeichnerische Begabung zuerkennen. Hier ging es mir jedoch darum, aufzuzeigen, was der Künstler Johann Hauser seiner manisch-depressiven Erkrankung verdankt.

Die Kunst Johann Hausers war besonders zu Beginn seiner zeichnerischen Tätigkeit Kunst in statu nascendi, Kunst im Rohzustand, Kunst
im Urzustand, von jener Frische, die die Frühwerke mancher Künstler
auszeichnet.

Oswald Tschirtner

Eine ganz andere Persönlichkeit ist Oswald Tschirtner [12, 17]. Er ist 1920 in Perchtoldsdorf geboren und stammt aus einer streng katholischen Familie. Er soll ein ganz besonders braves Kind gewesen sein, nie sei er ausgelassen oder unfolgsam gewesen. Tschirtner hat in einem Erzbischöflichen Knabenseminar in Hollabrunn das Gymnasium besucht und die Matura mit Auszeichnung bestanden. Er wollte Priester werden. Während des Krieges wurde er zum deutschen Militär eingezogen, er lehnte die Offizierslaufbahn ab und blieb Obergefreiter. Er war Funker in Stalingrad, das er mit dem letzten Urlaubertransport verließ. Kurz vor Kriegsende geriet er in französische Gefangenschaft, wo er Schweres mitgemacht hat und an Schizophrenie erkrankt ist. Er wurde 1945 an die österreichische Grenze abgeschoben, kam an die Psychiatrische Universitätsklinik in Wien, wurde mit Insulinschocks behandelt, sagte dort unter anderem: „Warum bin ich zum Tode verurteilt . . . ich bin nicht der Führer . . .“ Im Jahre 1954 wurde Tschirtner von der Klinik mit der Bemerkung „völlig verödet“ in unsere Anstalt überstellt.

Im Gegensatz zu Hauser wirkt Tschirtner intellektuell, ja sprituell; er ist äußerst introvertiert und ohne jede Initiative. Er kam nie auf den Gedanken, spontan zu zeichnen und muß heute noch jedesmal darum gebeten werden. Ich mußte das Material vorbereiten, meist Tusche und Feder und kleine Zeichenkartons. Tschirtner hatte ein sehr vereinfachtes Menschenschema und zeigte dabei eine hochgradige Stereotypie, ein starres Festhalten an der einmal gefundenen Form. Er bemühte sich jedoch, jede Aufgabe, die ich ihm stellte, zu erfüllen (Abb. 2).

Tschirtner schrieb zunächst den Titel, entsprechend der Aufgabe, die ich ihm ansagte, dann zeichnete er, dann datierte er und signierte er das Blatt.

Ich versuchte, durch verschiedene Aufgaben seine Resultate etwas zu variieren. „Ich weine“, „Kniende Menschen“, „Mensch auf einem Sessel sitzend“, „Zwei Menschen geben einander die Hand“. Tschirtner suchte nach einfachsten, schematischen Lösungen.

„Zwei Menschen, die einander umarmen“. Wenn ich sagte: „Sie umarmen einander ja nicht“, sagte er: „Sie können einander nicht umarmen“.

Da Tschirtner mit jeder Aufgabe schnell fertig war, wollte ich ihn veranlassen, mehr auf ein Blatt zu zeichnen, und stellte die Aufgabe: „Eine Menschenmenge“. Tschirtner schrieb den Titel, dann waren es aber doch wieder nur drei Menschen.

Ich bat ihn, viele Menschen zu zeichnen. Und er füllte mit den gleichmäßig Dahinschreitenden das ganze Blatt. „So bin ich“, sagte er, „immer gleich“.

Einen Höhepunkt der Abstraktion erreichte Tschirtner in seiner „Landschaft“, die nur aus zwei waagrechten parallelen Linien besteht. Die Wörter spielen dabei eine wesentliche Rolle: „Landschaft“, „Wasser“, „Erde“ und die Signatur mit Datum.

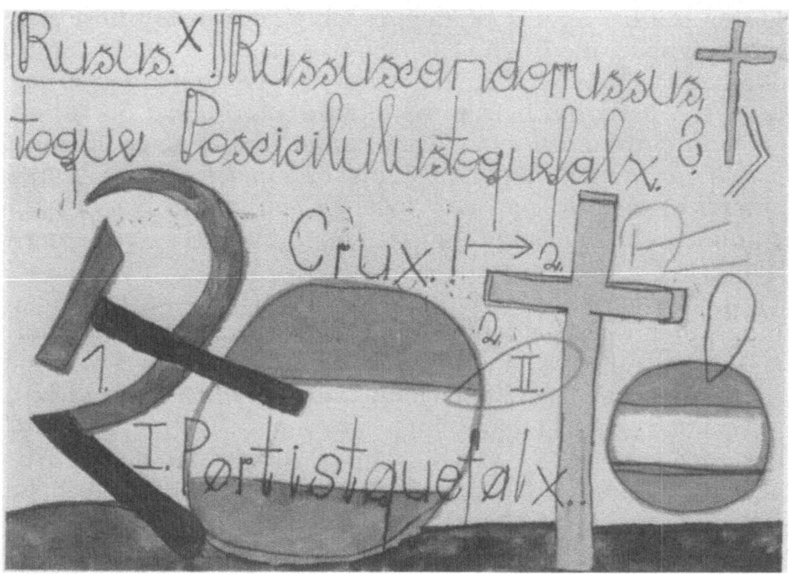

Abb. 3. August Walla, Schriftbild mit Emblemen, undatiert, 21 × 29,5 cm, Bleistift, Wasserfarbe und Kugelschreiber

Manchmal bat ich Tschirtner, seine Federzeichnungen mit Aquarellfarben anzumalen: „Streichholzschachtel", „Ein Bächlein", „Ein schöner Schmetterling". Auf irgendwelche Schönheiten ließ Tschirtner sich nicht ein.

Einmal stellte ich ihm die Aufgabe, viele kniende Menschen zu zeichnen. Es ist dabei eines seiner schönsten Blätter entstanden. Es befindet sich jetzt im Wiener Museum moderner Kunst. Und Tschirtner fand auch für so schwierige Aufgaben einfache Lösungen: „Das Jüngste Gericht" und „Schutzmantelmadonna".

Einmal legte ich Tschirtner den „Gitarrespieler" von Picasso vor und bat ihn, das Bild abzuzeichnen. Tags darauf gab ich Tschirtner seine Zeichnung mit der Bitte, nun diese abzuzeichnen. Diese Zeichnung legte ich ihm am nächsten Tag wieder vor. Bis am Ende aus dem Gitarrenspieler eine kniende Figur im Stile Tschirtners entstanden ist.

Tschirtner ist heute einer der bekanntesten Gugginger Zeichner. Er zeichnet immer noch bloß auf Wunsch. Jede Zeichnung Oswald Tschirtners ist auf Aufforderung entstanden. Tschirtner hat im Verlauf von Jahren ein umfangreiches graphisches Werk geschaffen. Ich habe aber auch bei anderen schizophrenen Patienten festgestellt, daß Kreativität evoziert werden kann und daß sich künstlerische Fähigkeiten keineswegs spontan realisieren müssen.

August Walla

August Walla [15] war schon als Kleinkind in heilpädagogischer Behandlung. Er war vermutlich ein postenzephalitisches Kind. Im Alter von sechs Jahren trat bei August Walla eine schizophrene Psychose auf. Es waren zwei Ereignisse, die unglücklicherweise zusammentrafen und die Katastrophe auslösten: Vor seinen Augen starb im Schrebergarten die Großmutter, die ihn bis dahin betreut hatte, und unmittelbar darauf mußte er in die Schule eintreten. Es war Krieg, seine Mutter stand in Arbeit und konnte sich um den Buben nur wenig kümmern. August konnte dem Schulunterricht nicht folgen. Er war lange Zeit in einer Nervenklinik für Kinder und kam erst mit neun Jahren – im Jahre 1945 – zu seiner Mutter nach Hause.

Nach dem Krieg konnte Walla die Sonderschule mit einmaliger Wiederholung einer Klasse abschließen. Er lebte nun zu Hause bei seiner Mutter. August Walla hat nie einen Beruf ausgeübt. Er war ein Einzelkind, die Mutter war bei seiner Geburt 40 Jahre alt; seine Eltern waren nicht verheiratet. August hat seinen Vater nur flüchtig gekannt. Nach dem Tode der Großmutter war die Mutter die einzige Person, zu der er eine enge Beziehung hatte; sie ist am 13. April 1993 im 98. Lebensjahr gestorben.

Vom Frühsommer bis in den Spätherbst hinein konnte man Mutter Walla und Sohn in ihrem Schrebergarten an der Donau antreffen. August war ein Sammler und Bastler. Er trug zusammen, was er bei seinen Spaziergängen in den Donau-Auen fand und häufte alles in seinem Garten auf. 1970 kam Walla zum erstenmal in unser Krankenhaus. Nach seiner Entlassung habe ich ihn und seine Mutter im Schrebergarten besucht und sein Umwelt näher kennengelernt.

Der Garten hatte durch die Beschriftung aller möglichen Gegenstände mit geheimnisvollen Wörtern und Zeichen ein seltsames Gepräge. Walla war ein Graphomane und Kalligraph. Er gestaltete seine Umgebung, die man mit gleicher Berechtigung eine Wahnwelt und eine Kunstwelt nennen konnte. August Walla schrieb und zeichnete in Hefte, die er kaufte, und er schrieb auf jedes Papier und jeden Karton, den er fand. Er malte mit dickem Pinsel und Anstreicherfarbe Wörter auf Wände, auf Bretter und Bleche, auf Bäume und sogar auf die Straße. Fremdsprachige Wörter hatten eine besondere Bedeutung für ihn, auch die Wörterbücher, denen er diese Vokabeln entnahm; er hob sie besonders sorgfältig auf und hütete sie wie einen Schatz. Als ich ihn einmal fragte, warum er fremdsprachige Wörter auf die Straße schreibe, sagte er: „Das ist so eine Passion", und auf die Frage, wer diese Wörter verstehen solle, sagte er: „Dolmetscher". „Und die andern Österreicher?" „Die können es eben nicht verstehen" (Abb. 3).

In seinem Garten lag ein mehrfach übereinander beschrifteter Karton mit dem Wort *Welt-Ende-Gott*. Wallas Schriften waren mir zunächst unverständlich und muteten mich fremdartig an. Erst im Laufe der Jahre gelang es mir, ihren Sinn zu enträtseln. August hatte „das Weltende erlebt" – vielleicht schon im Alter von sechs Jahren, als die Großmutter starb, am Beginn seiner schizophrenen Psychose. Um dieses apokalyptische Erleben rankte sich nun sein ganzes Forschen und Denken. Er schrieb *Weltall-Ende* und *Ewigkeit-Ende*. Als ich ihn fragte, was mit dem *Ewigkeit-Ende* zu Ende

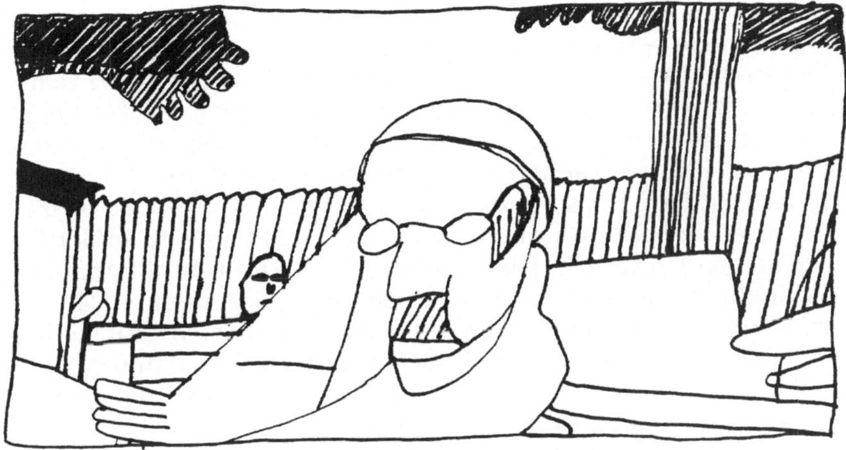

Abb. 4. Ernst Herbeck. Zeichnung von Oswald Tschirtner

sei, sagte er: „Der Himmel, der liebe Gott ist auch zu Ende, die Erde, die Sonne, der Mond und der Sternkomet". Er schrieb: *„Ewigkeit-Ende-Tod* ist größer wie lieber Gott Sabaoth" und „über Gott Sabaoth ist *All-Ende-Tod* nur."

Später kam Walla auf die Idee, daß es nach dem *Welt-All-Ende* und *Ewigkeit-Ende* doch wieder eine Welt geben müsse. In dieser neuen Welt herrsche aber nicht mehr der liebe Gott, sondern der Teufelgott *Satttus.* Er stehe im Kampf mit dem *Gott Tod.*

August konnte sich selbst mit dem Teufelgott identifizieren – unter Umständen aber auch mit dem Gott Tod, den er auch „Urgroßvater Tod" nannte. Es spiegelt sich seine eigene Ambivalenz in seinen Mythologemen.

Im Jahre 1983 mußten wir August Walla gemeinsam mit seiner Mutter in unser Haus der Künstler aufnehmen. Die Mutter war hochgradig vergeßlich geworden und konnte den Haushalt nicht mehr führen. Die beiden erhielten ein Zimmer in unserem Haus der Künstler. Und während die Mutter strickte oder las, begann August die Wände seines Zimmers zu bemalen.

Ernst Herbeck

Zum Schluß möchte ich Sie mit unserem Dichter Ernst Herbeck bekanntmachen, der 1991 im 71. Lebensjahr gestorben ist. Nach der Aufhebung seiner Entmündigung, 1982, konnte Herbeck eine kleine Sammlung seiner Gedichte in einem Buch selbst herausgeben [9]. Dieses Buch und alle früheren, die seine Gedichte enthalten, waren sei längerer Zeit vergriffen. Ich war deshalb sehr froh, daß es möglich war, ein Jahr nach Herbecks Tod, nämlich im Herbst des Vorjahres, ein Buch herauszubringen, das einen Überblick über sein gesamtes dichterisches Werk von 1960 bis 1991 gibt [16]. Der Titel des Buches, „Im Herbst da reiht der Feenwind", stammt aus dem ersten Gedicht, das Ernst Herbeck geschrieben hat.

Herbeck hat innerhalb von dreißig Jahren etwa 1.200 Gedichte und kurze Prosatexte verfaßt. Mehr als 1.000 seiner Handschriften befinden sich jetzt in der Österreichischen Nationalbibliothek. Bei der Präsentation des Buches hat Ernst Jandl gesagt, daß der Dichter Ernst Herbeck „Anspruch hat auf seinen eigenen unbestrittenen Platz in der deutschsprachigen Poesie der zweiten Hälfte dieses Jahrhunderts." [7]

Herbeck ist 1920 in Stockerau, nahe bei Wien, geboren. Er ist im Alter von 20 Jahren an Schizophrenie erkrankt, war 1940 und '42 an der Wiener psychiatrischen Universitätsklinik und wurde dort mit Insulinschocks und Cardiazolschocks behandelt; 1944 mußte er zum deutschen Militär einrücken und wurde erst kurz vor Kriegsende als wehrdienstuntauglich entlassen; 1945 war er noch einmal vorübergehend hospitalisiert; 1946 erfolgte dann der vierte Krankenhausaufenthalt, der mit einer einjährigen Unterbrechung bis an sein Lebensende dauerte.

Herbecks Erkrankung begann damit, daß er glaubte, von einem Mädchen hypnotisiert zu werden. In einem seiner viele Jahre später entstandenen Gedichte heißt es: „Der Tod in der Schule als Mädel." Herbeck hörte Stimmen, spürte andere Personen in seinem Leib. Er war in den ersten Jahren seiner Krankheit häufig erregt, schlug mit dem Kopf gegen die Wand und versetzte anderen Patienten im Zorn Schläge; er redete wenig.

Ich war Arzt im psychiatrischen Krankenhaus in Gugging von 1946 bis 1986, bin also im gleichen Jahr als junger Arzt eingetreten, in dem Herbeck, ein Jahr älter als ich, seit 1946 lebte.

Anfang der sechziger Jahre mußte ich in einer Dependance der Anstalt, auf dem sogenannten Haschhof, wöchentlich einmal Visite machen. Der Haschhof lag etwa 5 km entfernt auf einem Berg. Es waren dort in einer alten Jugendstil-Villa 30 männliche Patienten untergebracht, die in der Landwirtschaft arbeiteten; unter ihnen Ernst Herbeck.

An einem Spätsommervormittag des Jahres 1960 bat ich Herbeck in das Untersuchungszimmer, legte einen weißen Zeichenkarton in der Größe einer Postkarte vor ihn hin (ich ließ auf solche Karten häufig Patienten zeichnen), reichte ihm meinen Kugelschreiber und sagte: „Bitte, Herr Herbeck, schreiben Sie ein kurzes Gedicht mit dem Titel „Der Morgen". Herbeck ergriff wortlos den Stift und schrieb:

Der Morgen

Im Herbst da reiht der
           Feenwind
da sich im Schnee die
Mähnen treffen.
Amseln pfeifen heer
im Wind und fressen.

Ich las diese Zeilen, erkannte die schizophrene Sprachstörung darin – aber gleichzeitig erkannte ich – - – - ihre Poesie.

Nun bat ich Herbeck bei jedem meiner Besuche auf dem Haschhof in gleicher Weise, ein kurzes Gedicht zu schreiben. Herbeck muß gespürt haben, wie sehr mich seine Worte beeindruckten, denn er weigerte sich niemals, meinem Wunsch nachzukommen, obwohl er manchmal lange saß und zögerte, bevor er schrieb. Und es entstanden Verse wie diese:

Frühling

Der Herr Fäller war im Wahld
und sie der Bauer war im Wald
da sah er wie im Wagen rollte
wo das Herz im Herzen Holz schlug.
tik targ wo auch ein Knorr zu
        hören war
und hielt sie ganz wunderbar
        ihm Frühling.
über's ganze Jahr.

Auf meine Bitte las mir Herbeck dann das Gedicht vor. Es wurde nicht weiter darüber gesprochen. Ich dankte ihm, Herbeck überließ mir das Blatt und ging.

Ernst Herbeck schrieb in meiner Gegenwart – viele Jahre hindurch. Es war eine Art künstliches Gespräch, wobei ich durch die Angabe eines Titels die Frage stellte, und er mit dem geschriebenen Text die Antwort formulierte.

Herbeck litt an einer angeborenen Lippen-Kiefer-Gaumenspalte und war dadurch im Sprechen behindert. Er war als Kleinkind und in jugendlichem Alter mehrmals operiert worden, mußte wegen eines solchen Eingriffs die 2. Volksschulklasse wiederholen und hat nach Abschluß der Normalschule nur eine Klasse Handelsschule absolviert. Er war ein guter Schüler. Nach der Schulentlassung war er als Speditionsgehilfe und während des Krieges als Hilfsarbeiter in einer Munitionsfabrik tätig. Die angeborene Fehlbildung und die eingreifenden Operationen waren eine schwere psychische Belastung für ihn. Ein Zusammenhang mit seiner Psychose ist naheliegend.

Als ich ihm einmal die Frage stellte, wie es ihm in der Kindheit ergangen sei, sagte er: „Herr Navratil, seit meinem achten Lebensjahr habe ich überhaupt nicht mehr den Mut gehabt, mitzukommen … mit der Zeit! … Ich bin operiert worden." „War das eine schwere Belastung für Sie?" „Freilich, in der Schule schon. Die deutsche Sprache hat es mir weggerissen, die Brocken sind andersrum herausgekommen." Von den Kindern sei er verspottet worden, weil er „schwerer" gesprochen habe. Und wenn er in den Spiegel schaute, sei er sich häßlich vorgekommen. Später schrieb er: „Nicht jeder Mensch hat einen Mund. Mancher Mund ist disqualifiziert oder operiert. So wie bei mir…". Und: „Das Gesicht ist der erste Blickfänger der Menschen."

Sein Gedicht „Die Maske" beginnt mit den Worten: „Die Maske ist Lieb, ach wenn sie mir nur blieb". Und am Schluß heißt es: „Die Maske blieb ihm."

Auf sein Äußeres war Herbeck sehr bedacht, auf sorgfältige Kleidung – mit Krawatte; auf der Oberlippe trug er einen Bart, um die Hasenscharte zu verdecken. Über den Spiegel schrieb er:

Der ovale Spiegel

Spieglein, Spieglein an der Wand,
wer ist die schönste vom ganzen
                                                    Land.
Im Zimmer war ein Spieglein an-
                                                    gebracht –
Und im Ofen hat es gekracht.
Aber meine Mutter dachte anders.
wie ich einhergeschritten kam
sprach sie zu mir – „jetzt kann er es."
Und am Tische waren Blumen da.
Und ich jubelte „Hurra".
Spieglein, Spieglein an der Wand;
Ich war der Schönste vom ganzen
                                                    Land.

Herbeck bedurfte bis an sein Lebensende zum Schreiben einer Beziehungsperson; er hatte dazu keine eigene Initiative, sondern wartete, daß man ihn darum bat.

Er bewahrte seine Schriften nicht selber auf, korrigierte und bewertete sie nicht, bestimmte nicht, welche publiziert werden sollten. Wie hat er selbst dies Abhängigkeit gesehen? Als er schon ein gewisses Selbstbewußtsein als Dichter hatte, fragte ich ihn einmal, wie er denn zum Schreiben gekommen sei. Herbeck sagte: „Das war ein Zufall, daß ich verleitet worden bin zum Dichten." „Wer hat Sie denn verleitet?" „Das weiß ich nicht mehr." „Und wo war das?" „In Stockerau".

Unser Schreibritual kommentierte Herbeck einmal so:

Der Tanzbär

Der Tanzbär ist ein musika-
lischer Bär. Er tanzt auf
seinen Hintertatzen. Er
wird begleitet von einem
Bärenaufseher. Einem Manne
der den Bären das Tanzen
lehrt und führt. Der Bär
ist sehr begabt.

Der Dichter Herbeck konnte sich mit einem „Baum im Winter", einem „Eiszapfen" oder einem „Tanzbären" identifizieren.

Als ich Herbeck Anfang der siebziger Jahre vorschlug, seine Werke unter seinem richtigen Namen in einem Buch zu veröffentlichen, war er damit einverstanden. Wir sprachen dann lange Zeit nicht mehr darüber.

Eines Tages sprach Herbeck etwas von einem Buch. Ich kann mich an den genauen Wortlaut nicht mehr erinnern, seiner Bemerkung war jedoch zu entnehmen, daß er das Buch erwarte. Er schrieb auch das folgende:

Der Psychiater

Der Psychiater ist der Sorge des
                Patienten.
Der Psychiater dankt und denkt über
              den Patienten.
Der Psychiater denkt und schützt die
          Worte des Patienten.

In den folgenden Jahren und Jahrzehnten hat Herbeck ein schrift-
stellerisches Werk geschaffen, das unabhängig von jedem therapeutischen
oder psychiatrischen Gesichtspunkt literarisch rezipiert und viel be-
wundert worden ist.

Im Jahre 1977 erschien das Buch „Alexanders poetische Texte" im
Deutschen Taschenbuch Verlag [19]. Unter dem Pseudonym „Alexander"
ist Ernst Herbeck einst bekannt geworden. In einer Vorbemerkung
schrieben wir jetzt jedoch: „Der Autor wünscht, daß sein richtiger Name
nun genannt wird: Ernst Herbeck, geboren 1920 in Stockerau. Seit 1946
lebt er im NÖ Landeskrankenhaus für Psychiatrie und Neurologie Klosterneuburg."

1978 wurde Herbeck in eine österreichische Schriftstellervereinigung
aufgenommen. 1979 erschien sein Gedichtband „Bebende Herzen im
Leibe der Hunde" mit Illustrationen von Oswald Tschirtner [8].

1980 wurde Herbeck seinem Wunsch entsprechend aus dem Krankenhaus entlassen und übersiedelte in ein Pensionistenheim in Klosterneuburg. Es stellte sich jedoch heraus, daß er dort einsamer war als zuvor.
Nach einem einjährigen Aufenthalt kam er deshalb freiwillig wieder in
unser Krankenhaus. Es war inzwischen das „Haus der Künstler" gegründet
worden, und Herbeck konnte dort im Kreis der ihm seit langem ver-
trauten Patienten wohnen. Wir veranstalteten eine große Feier zu seinem
61. Geburtstag.

Schon 1976 hatte der englische Literaturwissenschaftler Roger Cardinal Ernst Herbecks lyrische Welt mit dessen „tiefster Ambivalenz" interpretiert. Er führte darauf seine Modernität zurück [5]. Nach Eugen Bleuler ist die Ambivalenz ein Grundsymptom der Schizophrenie [4]. Die Ly-
rik Ernst Herbecks kann als eine Bearbeitung dieses Ambivalenzkonfliktes
verstanden werden. Eines seiner frühen Gedichte lautet:

Rot

Rot ist der Wein, rot sind die Nelken
Rot ist schön. Rote Blumen und rote.
Farbe dazu ist schön.
Die rote Farbe ist rot.
Rot ist die Fahne, rot der Mohn.
Rot sind die Lippen und der Mund.
Rot ist die Wirklichkeit und der
Herbst. Rot sind manche Blaue Blätter.

Herbeck mußte das konkrete Reale zuerst deutlich hervorheben, die Wirklichkeit in übertriebener Weise anerkennen – um sie im nächsten Augenblick zu verleugnen: „Rot sind manche Blaue Blätter".

Als Herbeck schon älter war, hielt er sich häufig in der Bastelstube auf. Dort hatte er eines Tages aus einer kleinen Gipsplatte einen dicklichen Vogel herausgearbeitet und rot angemalt. Als ich ihn fragte, welchen Vogel er dargestellt habe, sagte er: „den Pampf"; daraufhin bat ich ihn, über den „Pampf" ein Gedicht zu schreiben; er schrieb:

Der Pampf

Der Pampf ist Orangerot.
dies ist das passet für ihn.
Er lebt in Österreich
und frißt nur Hafer.
Der Pampf ist so groß wie ein Gimpel.
Und der Gimpel so groß wie
eine Schwalbe. Er frißt auch
nur Hafer. Sowie der Sperling
Der Pampf ist ein sehr liebes Tier,
er tut niemandem etwas zu leide.
Menschen frißt er mit Vorliebe.
Musik hört er sehr gerne
Er ist ein Haustier. Er wird
in einem Käfig gehalten.
Er lebt auch in freier Natur

Herbeck litt bis zuletzt an immer wiederkehrenden Zuständen quälender Halluzinationen, neigte zum Sprachzerfall und brauchte eine dauernde neuroleptische Bahandlung.

Manfred Bleuler hat wiederholt betont, daß hinter und neben schizophrenem Leben das gesunde Leben weitergeht; daß auch schwerkranke Schizophrene nicht nur gesunde intellektuelle Fähigkeiten bewahren, sondern auch feinster und differenziertester Gefühlsregungen fähig sind [3].

Herbeck schrieb:

Mein Herz schlug bis auf den heutigen
Tag wirklich normal. Die Schrift war
kurrent. Der Zaun war hoch, die Tigerin
war rot. vor Wut. Die Kaserne lag in meiner Nähe.
Das Herz schlug warm. Das Blut lag in
den Adern.

Ernst Herbeck war nicht nur schizophren krank, sondern daneben auch ein normaler Mensch.

Es gelang ihm, seine außerordentliche Anmutungsbereitschaft direkt in Sprache umzusetzen. Der Literaturwissenschaftler W.G. Sebald sagte, unter seinen Texten fänden sich lyrische Gebilde „von einer Schönheit, die in der Literatur ihresgleichen sucht" [21] und Roger Cardinal bewunderte Herbecks Talent, in ganz wenigen Strichen eine lyrische Stimmung einzufangen: [5]

Die Seerose blüht am See.
Sie ist weiß wie Schnee.
Die Rose ist ein Spiel mit dem Wasser.

Oder:

Der Flieder

Der Flieder steht im Garten.
so dicht und hoch hinaus.
die Mutter sieht die Blumen blühn,
und in die Zeit hinein.
da war es aus mit drum und dran.
die Welt sah anders aus.

Einmal fragte ich Ernst Herbeck, was er im Falle einer Entlassung tun würde. Er sagte: „Verstecken". „Wo würden Sie sich verstecken?", fragte ich. „Im Keller, daß mich niemand sieht." „Warum soll Sie niemand sehen?" Darauf er: „Das ist ja nur eine Erschwernis, das Sehen. Das Grüßen und das Danken, das mag ich nicht."

Am nächsten Tag schrieb Herbeck das folgende Gedicht.

Der Abend!

Guten Tag grüßt ein
     Herr, eine Dame
Überm Weg besonders
        schön.
Dankend bekam der
     Herr Die Antwort
Guten Tag sagte sie
     in den kühlen Abend
       hinein.

Es ist vielleicht der größte Wunsch der schizophrenen Patienten, ihre Vereinzelung zu überwinden, in der gemeinsamen Welt wieder geborgen, wieder „normal" zu sein. „Die Schizophrenen hegen für die geistige Gesundheit eine Art Leidenschaft", stellte der französische Psychoanalytiker Racamier fest [19].

Als ich Herbeck einmal fragte, was mit uns nach dem Tode sein werde, sagte er nach einer langen Pause: „Vielleicht eine Legende".

Literatur

1. Bader A (1976): Zur Rezeption von Wölflis Kunst im Verlaufe der Zeit. In: Adolf Wölfli. Kunstmuseum Bern, Adolf Wölfli-Stiftung. (Ausstellungskatalog)
2. Binswanger L (1956): Drei Formen mißglückten Daseins. Verstiegenheit, Verschrobenheit, Maniriertheit. Niemeyer, Tübingen

3. Bleuler M (1972): Die schizophrenen Geistesstörungen im Lichte langjähriger Kranken- und Familiengeschichten. Thieme, Stuttgart
4. Bleuler E (1988): Dementia praecox oder Gruppe der Schizophrenien. Mit einem Vorwort von Manfred Bleuler. Nachdruck der Ausgabe Leipzig-Wien, Deuticke 1911. Edition diskord, Tübingen
5. Cardinal R (1976): „Eine Abneigung zur Wirklichkeit". Die lyrische Welt des Alexander Herbrich. In: Die Sprache des Anderen. Bibliotheca psychiat., No 154. Karger, Basel, pp 126–133
6. Dubuffet J (1967): Place à l'incivisme. In: L'Art brut. Catalogue Musée des Arts décoratifs. Paris
7. Haider H (1992): Großes kleingemacht. Thomas Bernhard und die Folgen. Die Presse, 24. 9. 1992
8. Herbeck E, Tschirtner O (1979): Bebende Herzen im Leibe der Hunde. Rogner & Bernhard, München
9. Herbeck E (1982): Ausgewählte Texte 1961–1981. Residenz Verlag, Salzburg
10. Lombrosco C (1887): Genie und Irrsinn. Reclam, Leipzig
11. Morgenthaler W (1921): Ein Geisteskranker als Künstler. Bircher, Leipzig
12. Navratil L (1974): Über Schizophrenie und Die Federzeichnungen des Patienten O. T. Deutscher Taschenbuch Verlag, München
13. Navratil L (Hrsg) (1977): Alexanders poetische Texte. Beiträge von Breicha O, Cardinal R, Heller A, Jandl E, Mayröcker F, Priessnitz R, Roth G. Deutscher Taschenbuch Verlag, München
14. Navratil L (1978): Johann Hauser. Kunst aus Manie und Depression. Rogner & Bernhard, München
15. Navratil L (1988): August Walla. Sein Leben und seine Kunst. Greno Verlag, Nördlingen
16. Navratil L (Hrsg) (1992): Ernst Herbeck. Im Herbst da reiht der Feenwind. Gesammelte Texte 1960–1991. Residenz Verlag, Salzburg
17. Navratil L (1992): Oswald Tschirtner und Alberto Giacometti. In: Navratil L: Schizophrenie und Religion. Brinkmann & Bose, Berlin, S 24–37
18. Prinzhorn H (1992): Bildnerei der Geisteskranken. Springer, Berlin Heidelberg New York Tokyo
19. Racamier E C (1982): Die Schizophrenen, Eine psychoanalytische Interpretation. Springer, Berlin Heidelberg New York
20. Reja M (1907): L'Art chez les fous. Mercure de France, Paris
21. Sebald W G (1981, 1985): Kleine Traverse – Das poetische Werk des Alexander Herbrich. In: Manuskripte 74, S 35–41. Abgedruckt in: Die Beschreibung des Unglücks. Zur österreichischen Literatur von Stifter bis Handke. Residenz Verlag, Salzburg, S 131–148
22. Thévoz M (1990): Art brut. Kunst jenseits der Kunst. AT Verlag, Aarau.
23. Tuchman M, Elies C S (Ed) (1992): Parallel Visions. Modern Artists and Outsider Art. Los Angeles County Museum of Art: Princeton University Press. (Ausstellungskatalog)
24. Publications des la Collection de L'Art brut, Fascicule 12 Gugging, Lausanne 1983. (Avenu des Gergières 11, CH-1004 Lausanne)

Autorenverzeichnis

Dr. Maria Donata *Bayer*, Oberärztin an der 1. Psychiatrischen Abteilung der NÖ Landesnervenklinik Gugging

Dr. Josef *Bittner*, klinischer Psychologe und Psychotherapeut in der NÖ Landesnervenklinik Gugging

Dipl. Ing. Dr. Werner *Brosch*, Oberarzt an der 2. Psychiatrischen Abteilung der NÖ Landesnervenklinik Gugging

Univ. Prof. Dr. Rainer *Danzinger*, Vorstand der 1. Psychiatrischen Abteilung der Landesnervenklinik Salzburg

Prim. Dr. Heinrich *Donat*, Vorstand der Psychiatrischen Abteilung des Kaiser Franz Josef Spitals, Wien

Dr. Gerd *Eichberger*, ärztlicher Direktor und Vorstand der 2. Psychiatrischen Abteilung der NÖ Landesnervenklinik Gugging

Dr. Wolfgang *Grill*, Assistenzarzt an der 2. Psychiatrischen Abteilung der NÖ Landesnervenklinik Gugging

Dr. Rainer *Gross*, 1. Oberarzt der 2. Psychiatrischen Abteilung der NÖ Landesnervenklinik Gugging

Dr. Maria *Huf*, Oberärztin an der 1. Psychiatrischen Abteilung der NÖ Landesnervenklinik Gugging

Univ. Prof. Dr. Heinz *Katschnig*, Vorstand der 1. Univ. Klinik für Psychiatrie, Wien

Dr. Karin *Luss*, Oberärztin an der 1. Psychiatrischen Abteilung der NÖ Landesnervenklinik Gugging

Dr. Theodor *Meißel*, Vorstand der 1. Psychiatrischen Abteilung der NÖ Landesnervenklinik Gugging

Dr. Eva *Mückstein*, klinische Psychologin und Psychotherapeutin in freier Praxis

Prof. DDr. Leo *Navratil*, em. Vorstand der 2. Psychiatrischen Aufnahmeabteilung und Gründer des Hauses der Künstler in der NÖ Landesnervenklinik Gugging

Univ. Prof. Dr. Walter *Pöldinger*, ärztlicher Direktor der Psychiatrischen Universitätsklinik Basel

Univ. Doz. Dr. Raoul *Schindler,* em. Vorstand der 7. Psychiatr. Abteilung des Psychiatrischen Krankenhauses der Stadt Wien, Baumgartner Höhe

Liselotte *Seidl,* Diplomsozialarbeiterin im Psychosozialen Dienst Mistelbach

Hon. Prof. Dr. Josef *Shaked,* Psychiater und Psychoanalytiker in freier Praxis, Leiter des Wiener Arbeitskreises für Psychoanalyse

Dr. Elisabeth *Skale,* Oberärztin an der 1. Psychiatrischen Abteilung der NÖ Landesnervenklinik Gugging

Anna *Stelzer,* Oberschwester der 2. Psychiatrischen Abteilung der NÖ Landesnervenklinik Gugging

Dr. Peter *Stöger,* Oberarzt an der 2. Psychiatrischen Abteilung der NÖ Landesnervenklinik Gugging

Prim. Dr. Lorenzo *Toresini,* Leiter des psychiatrischen Dienstes des Ospidale Maggiore, Triest

Prim. Dr. Georg *Vanura,* Vorstand der Sonderabteilung für Innere Medizin und Geriatrie der NÖ Landesnervenklinik Gugging

Miltraud *Willms,* Diplomsozialarbeiterin im Psychosozialen Dienst Baden/Wien

Ute Schlömer

Psychologische Unterstützung in der Strahlentherapie

1994. XV, 326 Seiten.
Broschiert DM 56,–, öS 395,–
ISBN 3-211-82546-0

Die Erfahrungen mit der Integration psychosozialer Unterstützung für Krebspatienten und psychoonkologischer Fortbildung in eine Abteilung für Strahlentherapie werden umfassend dargestellt. Die Situation von schwerkranken Menschen, die sich einer stark belastenden Krebstherapie unterziehen müssen, die Situation ihrer Behandler und Betreuer und daraus resultierende Probleme und Kommunikationsschwierigkeiten werden beleuchtet und analysiert. Die Autorin entwickelte zusammen mit Kollegen und Mitarbeitern an einer Abteilung für Strahlentherapie ein Betreuungskonzept für Krebspatienten sowie Fortbildungsangebote für Klinikmitarbeiter. Psychotherapeutischer Hintergrund ist die Integrative Therapie. Bei der Umsetzung dieser psychosozialen Angebote in den klinischen Alltag dokumentierte sie ihre Erfahrungen mit Hilfe von Feldnotizen. Die Auswertung dieser durch teilnehmende Beobachtung gewonnenen Daten und die Ergebnisse einer anonymen abteilungsinternen Mitarbeiterbefragung fließen in einem differenzierten Erfahrungsbericht zusammen.
Das Buch soll Ärzten, Psychologen/Psychotherapeuten, Medizinisch-Technischen Assistenten, Pflegepersonal, aber auch Laienhelfern und Angehörigen von Krebspatienten helfen, deren Erlebniswelt besser verstehen und letztendlich der Transparenz sogenannter „Hightech-Medizin" dienen.
Forscher, die sich einem qualitativen Forschungsansatz zuwenden wollen, finden hier einen Leitfaden für Feldforschung im klinischen Alltag.

Preisänderungen vorbehalten

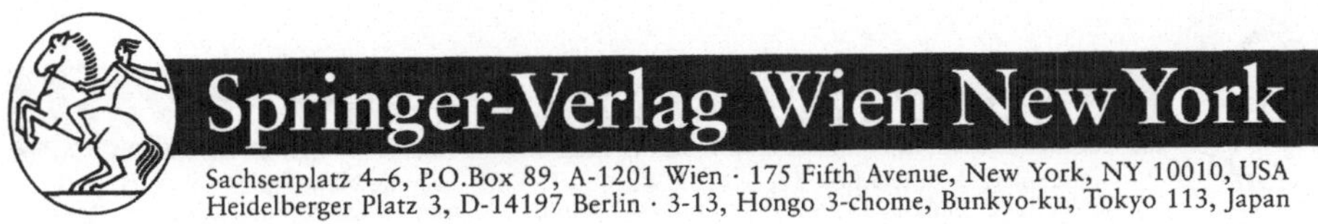

Sachsenplatz 4–6, P.O.Box 89, A-1201 Wien · 175 Fifth Avenue, New York, NY 10010, USA
Heidelberger Platz 3, D-14197 Berlin · 3-13, Hongo 3-chome, Bunkyo-ku, Tokyo 113, Japan

Renate Hutterer-Krisch (Hrsg.)

Psychotherapie mit psychotischen Menschen

1994. 24 Abbildungen. XXII, 818 Seiten.
Broschiert DM 156,–, öS 1095,–
Subskriptionspreis bis 30. November 1994:
DM 125,–, öS 876,–
ISBN 3-211-82583-5

Das Buch gibt einen Überblick über den Stand der derzeit vorliegenden Möglichkeiten auf dem Gebiet der psychotherapeutischen Behandlung psychotischer Störungen. Theoretische und praktische Aspekte werden aus der Sicht bekannter Vertreter verschiedener psychotherapeutischer Schulen (tiefenpsychologische, verhaltenstherapeutische, humanistische, systemische Methoden usw.) dargestellt. Dabei wird deutlich, wie wichtig Psychotherapie als Ergänzung zur psychiatrisch medikamentösen Behandlung ist, um eine angemessene Behandlung zu gewährleisten. Das Buch stellt damit eine wertvolle Ergänzung zu den Lehrbüchern der Psychiatrie dar.

Mit Beiträgen von

G. Benedetti, Ch. Benedetti (Psychoanalyse)
F. Resch, G. Ratzka (Individualpsychologie)
Ch. Maier (Analytische Psychologie)
M. Rust, O. Lang (Katathym-imaginative Psychotherapie)
N. Kienzle, P. Fiedler, H. G. Zapotoczky (Verhaltenstherapie)
U. Binder, R. Hutterer (Personenzentrierte/Klientenzentrierte Psychotherapie)
H. P. Bilek, H. P. Weidinger (Gestalttherapie)
Ch. Jorda (Psychodrama)
R. M. Bartl, Ch. Moser (Systemische Familientherapie)
G. Springer, F. Bettighofer (Transaktionsanalyse)

u.v.a.

Preisänderungen vorbehalten

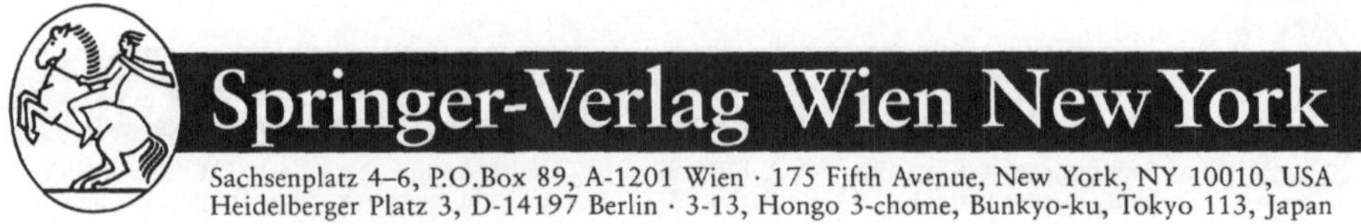

Sachsenplatz 4–6, P.O.Box 89, A-1201 Wien · 175 Fifth Avenue, New York, NY 10010, USA
Heidelberger Platz 3, D-14197 Berlin · 3-13, Hongo 3-chome, Bunkyo-ku, Tokyo 113, Japan